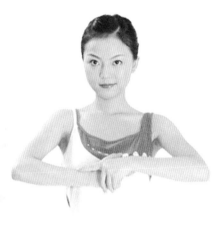
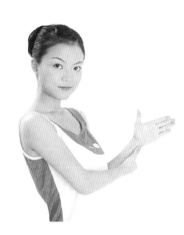
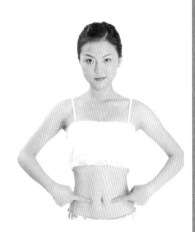

轻松按摩

李喆 付斐◎编著

一学就会

QING SONG AN MO

U0308016

中国中医药出版社

·北京·

图书在版编目（CIP）数据

轻松按摩一学就会 / 李喆，付斐编著 . —北京：中国中医药
出版社，2016.4

（家庭保健自疗全书最新彩图版）

ISBN 978-7-5132-3142-8

Ⅰ . ①轻… Ⅱ . ①李… ②付… Ⅲ . ①按摩疗法
（中医）—图解 Ⅳ . ① R244.1-64

中国版本图书馆 CIP 数据核字（2016）第 010561 号

中 国 中 医 药 出 版 社 出 版

北京市朝阳区北三环东路 28 号易亨大厦 16 层

邮政编码 100013

传真 010 64405750

北京瑞禾彩色印刷有限公司印刷

各地新华书店经销

*

开本 787×1092 1/16 印张 9.5 字数 158 千字

2016 年 4 月第 1 版 2016 年 4 月第 1 次印刷

书号 ISBN 978-7-5132-3142-8

*

定价 48.00 元

网址 www.cptcm.com

出版说明

  保健在中国有着悠久的历史，早在春秋战国时期的中医学经典著作《黄帝内经》中就全面地总结了先秦时期的养生经验，明确提出"圣人不治已病治未病"的养生观点。数千年来，历代的中医药学家和养生学家不断地积累和总结流传于民间的养生保健经验，形成了很多有效的传统养生保健方法，比如按摩、艾灸、拔罐、耳穴疗法、食疗、针灸、五禽戏、太极拳等。除针灸外，其他方法大多普通老百姓可以自行操作。经常使用这些简便易行的方法，对养生保健、强身健体、预防疾病有特殊的疗效。

  为此，我们策划了这套《家庭保健自疗全书最新彩图版》丛书，分为《轻松按摩 一学就会》《轻松艾灸 一学就会》《轻松拔罐 一学就会》《耳穴治病 一学就会》《面诊治病 一学就会》，共5个分册。本套书全部选用彩色穴位图讲解，语言深入浅出，内容权威实用，从专业角度对中医传统治疗方法（如艾灸、拔罐、按摩等）进行了介绍，以简单易懂的语言讲述常见病症的保健和自疗法及操作技巧，更有日常生活中强身健体的贴心提示。

  父母年事已高，做点什么能够益寿延年？儿女活泼可爱，怎么做才能健壮成长？你的他（她）每日操劳，做点什么能够对抗衰老？自己辛苦工作，怎么做才能减压防病？健康人怎么保健更合理？小毛病怎么自我调养好得快？在这套书里都能找到答案。

  一书在手，让你远离疾病，健康常伴！

出版者

2016 年 1 月

CONTENTS 目 录 ▶▶▶

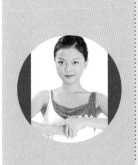

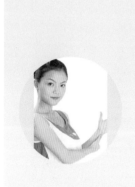

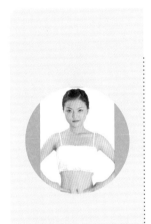

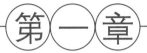

第一章

按摩必修课

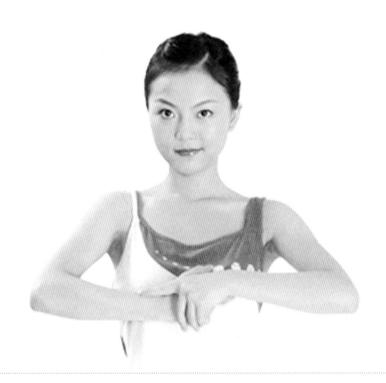

用手指实现健康

　　按摩，又称推拿、按跷，是中医学的重要组成部分。古时候，在人与兽、人与人、人与环境的搏击中，人体各部位不免遭受外力打击，然而，人们意外地发现这些外力对人体的刺激竟使许多病痛减轻甚至消失了！于是，人类开始有意识地用手或借助石块、木棍来按摩体表以祛除疾病。按摩作为一种医疗方法，生根发芽了……

　　按摩，就是用手指、手掌、肘部或足跟压迫、捋顺、按揉、推搓、运拿人体的经络、穴位或发病部位，从而促进血液循环，提高免疫力，达到医疗保健、消除疲劳、养生长寿的目的。它不仅经济省时、简单方便、不受条件限制，在家中自行操作时，还能增进家庭成员之间的感情，丰富日常生活，产生强烈的心理效应。这就是按摩的魅力所在！

找准穴位的窍门

我们的身体分布着许多经络，如肺经、胃经、任脉等。中医所谓的"穴位"，是热能集中之处、气血汇集之地，一般位于皮肉、筋骨的接缝处。按揉穴位，会产生轻微的酸胀感或温热感，属正常的反应。下面介绍一些找准穴位的窍门。

1. 丈量穴位的方法

最常用、最简便的方法就是手指同身寸法，以被按摩者身体的某些部位折作一定分寸来寻找穴位，常用的距离单位有两种：

1 寸：中指弯曲如"7"时，取其中节上下两横纹头之间的距离。

3 寸：伸直手指，以中指中节横纹处为准，自食指至小指四指并拢的宽度距离。

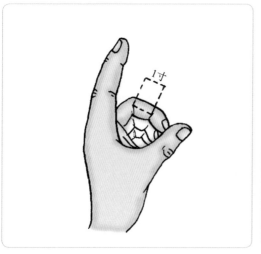
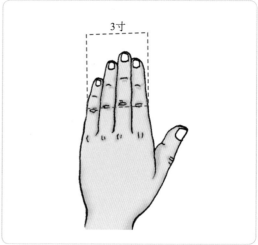

另外，我们要了解人体的骨度分寸，即以体表骨节为标志，设定尺寸来确定穴位的位置。

【头部】

前发际正中至后发际正中：12 寸

前额两发角之间：9 寸

耳后两乳突之间：9 寸

【胸腹部】

胸骨上缘至胸剑联合：9 寸

胸剑联合至脐中：8 寸

脐中至耻骨联合上缘：5 寸

两乳头之间：8 寸

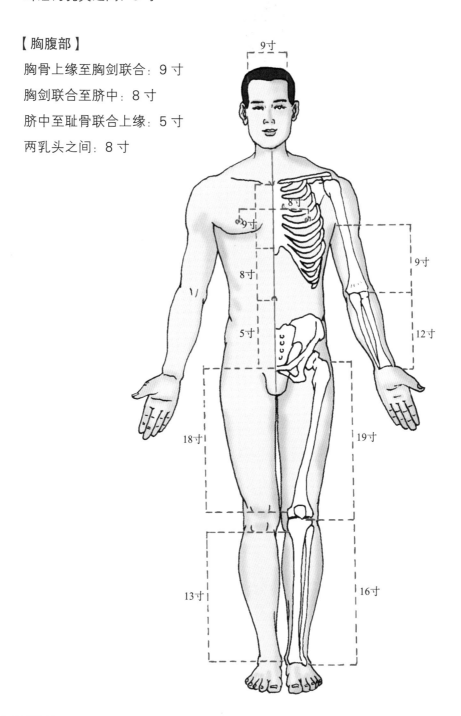

【背部】

两肩胛骨内侧缘之间：6寸

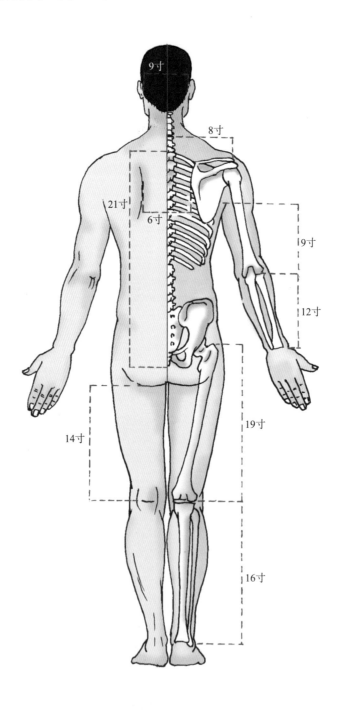

【身侧部】

腋窝顶点至 11 肋游离端：12 寸

【上肢部】

腋前纹头至肘横纹：9 寸

肘横纹至腕横纹：12 寸

【下肢部】

耻骨联合上缘至股骨内侧髁：18 寸

胫骨内侧髁至内踝尖：13 寸

股骨大转子至髌骨下缘：19 寸

臀横纹至腘横纹：14 寸

髌骨下缘至外踝尖：16 寸

外踝尖至足底：3 寸

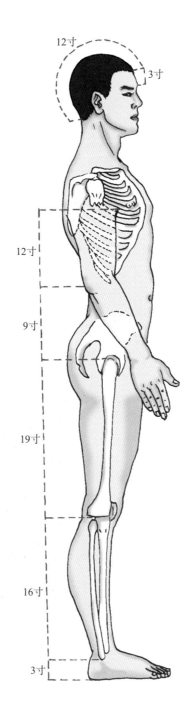

2. 找脊椎的窍门

人的脊柱由 7 个颈椎、12 个胸椎、5 个腰椎、1 块骶骨、1 块尾骨组成。我们在数这些椎骨的时候，其实不需要每次都从最上面的椎骨开始数起，只要掌握了窍门，就可以快速而准确地找到你想要找的脊椎。

窍门 1：头往前低下时，颈后最突出的一块骨突，就是第 7 颈椎棘突，而第 7 颈椎下面的一个骨突处，即第 1 胸椎棘突。

窍门 2：左右两侧肩胛骨下端的连线，正好经过第 7 胸椎棘突下方。

窍门 3：腰的左右两侧有极突出的髂骨（为髋骨最上部），其连线正好经过第 4 腰椎棘突下方，也就是我们平常系腰带的位置。

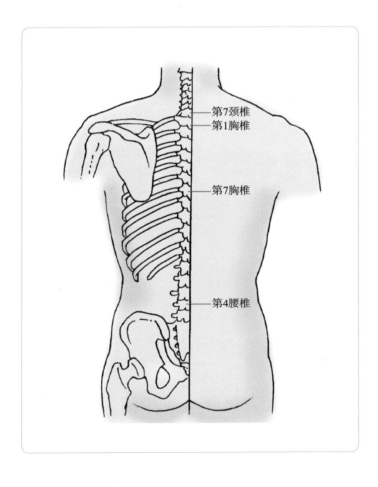

经常用到的穴位

【头部正面】

印堂：额部，两眉头的中间。

睛明：面部，内眼角外上方的凹陷处。

四白：面部，瞳孔直下 1 寸，眶下孔凹陷处。

承浆：面部，颏唇沟的正中凹陷处。

承泣：面部，瞳孔直下，眼球与眶下缘之间。

巨髎：面部，瞳孔直下，平鼻翼下缘处，鼻唇沟外侧。

地仓：面部，口角外侧，上对瞳孔。

人中：面部，人中沟的上 1/3 与下 2/3 的交点处。

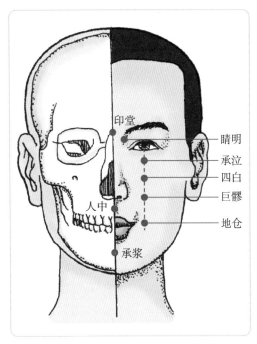

【头部侧面】

太阳：颞部，眉梢与目外眦之间，向后约一横指的凹陷处。

百会：头部，两耳尖连线的中点处。

上星：头部，前发际正中直上 1 寸。

角孙：头侧部，折耳郭向前，耳尖直上入发际处。

下关：耳前方，颧弓与下颌切迹所形成的凹陷处。

颊车：下颌角前上方一横指，咀嚼时咬肌隆起处。

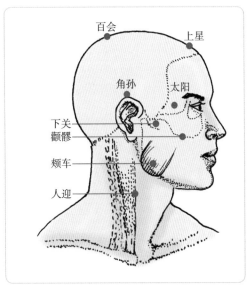

人迎：颈部，结喉旁，胸锁乳突肌前缘，颈总动脉搏动处。

颧髎：面部，外眼角直下，颧骨下缘凹陷处。

【背腰部】

风池：项部，枕骨之下，胸锁乳突肌与斜方肌上端之间的凹陷处。

风府：项部，后发际正中直上 1 寸，枕外隆凸直下，两侧斜方肌之间的凹陷处。

天宗：肩胛部，冈下窝中央凹陷处，平第 4 胸椎。简易取穴：正坐，自然垂臂，自己的右手搭上左肩，右手掌贴在左肩外 1/2 处，手指自然垂直，中指指尖所在的凹陷处即该穴。

大椎：后正中线上，第 7 颈椎棘突下凹陷处。简易取穴：低头时后颈部可摸到最凸出的骨头，其下即该穴。

肩井：大椎与锁骨外侧端的中点处，即肩膀最高处。

肺俞：背部，第 3 胸椎棘突下，旁开 1.5 寸。简易取穴：两肩胛冈的连线恰通过第 3 胸椎棘突，其下方旁开 1.5 寸即该穴。

心俞：背部，第 5 胸椎棘突下，旁开 1.5 寸。简易取穴：两肩胛冈的连线恰通过第 3 胸椎棘突，往下数 2 个胸椎的棘突下方旁开 1.5 寸即该穴。

膈俞：背部，第 7 胸椎棘突下，旁开 1.5 寸。简易取穴：两肩胛骨下角的连线恰通过第 7 胸椎棘突，其下旁开 1.5 寸即该穴。

肝俞：背部，第 9 胸椎棘突下，旁开 1.5 寸。简易取穴：两肩胛骨下角的连线恰通过第 7 胸椎棘突，往下数 2 个胸椎的棘突下方旁开 1.5 寸即该穴。

脾俞：背部，第 11 胸椎棘突下，旁开 1.5 寸。简易取穴：两肩胛骨下角的连线恰通过第 7 胸椎棘突，往下数 4 个胸椎的棘突下方旁开 1.5 寸即该穴。

胃俞：背部，第 12 胸椎棘突下，旁开 1.5 寸。简易取穴：两肩胛骨下角的连线恰通过第 7 胸椎棘突，往下数 5 个胸椎的棘突下方旁开 1.5 寸即该穴。

三焦俞：腰部，第 1 腰椎棘突下，旁开 1.5 寸。简易取穴：两侧髂嵴最高点的连线恰通过第 4、5 腰椎棘突之间的缝隙，往上数 3 个缝隙旁开 1.5 寸即该穴。

肾俞：腰部，第 2 腰椎棘突下，旁开 1.5 寸。简易取穴：两侧髂嵴最高点的连线恰通过第 4、5 腰椎棘突之间的缝隙，往上数 2 个缝隙旁开 1.5 寸即该穴。

大肠俞：腰部，第 4 腰椎棘突下，旁开 1.5 寸。简易取穴：两侧髂嵴最高点的连线恰通过第 4、5 腰椎棘突之间的缝隙，此缝隙旁开 1.5 寸即该穴。

腰眼：腰部，第 4 腰椎棘突下，旁开 3.5 寸。简易取穴：两侧髂嵴最高点的连线恰通过第 4、5 腰椎棘突之间的缝隙，此缝隙旁开 3.5 寸即该穴。

小肠俞：骶部，第 1 骶后孔旁开 1.5 寸。简易取穴：两侧髂嵴最高点的连线恰通过第 4、5 腰椎棘突之间的缝隙，往下数 2 个缝隙旁开 1.5 寸即该穴。

膀胱俞：骶部，第 2 骶后孔旁开 1.5 寸。简易取穴：两侧髂嵴最高点的连线恰通过第 4、5 腰椎棘突之间的缝隙，往下数 3 个缝隙旁开 1.5 寸即是该穴。

八髎：即骶椎两侧的上髎、次髎、中髎、下髎，左右共 8 个穴。简易取穴：将食指尖按在小肠俞与后正中线的中点，小指按在尾骨上方小黄豆大的圆骨突起上，中指与无名指等距离分开按放，各手指尖所达到处自上向下依次为上髎、次髎、中髎、下髎。

长强：尾骨端与肛门连线的中点处。

命门：腰部，第 2 腰椎棘突下。简易取穴：两侧髂嵴最高点的连线恰通过第 4、5 腰椎棘突之间的缝隙，往上数 2 个缝隙即该穴。

会阳：骶部，尾骨尖旁开 0.5 寸。

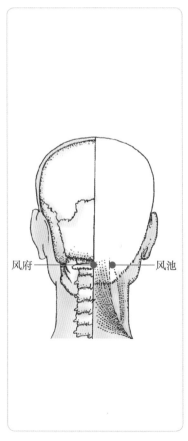

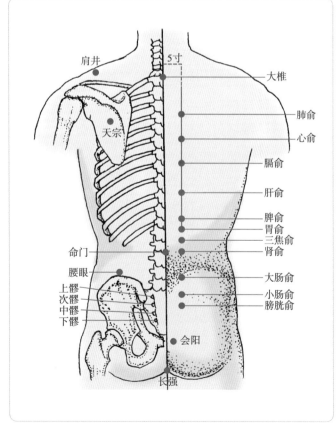

【胸腹部】

中府：胸前壁外上方，平第 1 肋间隙，距人体前正中线 6 寸。简易取穴：先摸到锁骨，往外推可摸到一个明显的凹陷，即锁骨下窝，其下方 1 寸即该穴。

膻中：胸部，人体前正中线上，平第 4 肋间。简易取穴：两乳头连线的中点。

俞府：胸部，锁骨下端凹陷中，前正中线旁开 2 寸。

或中：胸部，俞府下 1 寸 6 分处，第 1 肋间隙，前正中线旁开 2 寸。简易取穴：两乳头连线恰通过第 4 肋间隙，往上数 3 间隙前正中线旁开 2 寸即该穴。

神藏：胸部，或中下 1 寸 6 分处，第 2 肋间隙，前正中线旁开 2 寸。简易取穴：两乳头连线恰通过第 4 肋间隙，往上数 2 间隙前正中线旁开 2 寸即该穴。

灵墟：胸部，神藏下 1 寸 6 分处，第 3 肋间隙，前正中线旁开 2 寸。简易取穴：两乳头连线恰通过第 4 肋间隙，往上数 1 间隙前正中线旁开 2 寸即该穴。

神封：胸部，灵墟下 1 寸 6 分处，第 4 肋间隙，前正中线旁开 2 寸。简易取穴：两乳头连线恰通过第 4 肋间隙，前正中线旁开 2 寸即该穴。

乳根：胸部，乳头直下，第 5 肋间隙，前正中线旁开 4 寸。简易取穴：两乳头连线恰通过第 4 肋间隙，往下数 1 间隙乳头直下即该穴。

期门：胸部，乳头直下，第 6 肋间隙，前正中线旁开 4 寸。简易取穴：两乳头连线恰通过第 4 肋间隙，往下数 2 间隙乳头直下即该穴。

鸠尾：上腹部，前正中线上，胸剑联合部下 1 寸。

上脘：上腹部，前正中线上，脐中上 5 寸。

中脘：上腹部，前正中线上，脐中上 4 寸。

梁门：上腹部，前正中线旁开 2 寸，脐中上 4 寸。

章门：侧腹部，第 11 肋游离端的下方。

带脉：侧腹部，章门下 1.8 寸，第 11 肋游离端下方垂线与脐水平线的交点处。

京门：侧腰部，章门后 1.8 寸，第 12 肋游离端的下方。

神阙：腹中部，脐中央。

天枢：腹中部，脐中旁开 2 寸。

大横：腹中部，脐中旁开 4 寸。

阴交：下腹部，前正中线上，脐中下 1 寸。

气海：下腹部，前正中线上，脐中下 1.5 寸。

石门：下腹部，前正中线上，脐中下 2 寸。

关元：下腹部，前正中线上，脐中下 3 寸。

中极：下腹部，前正中线上，脐中下 4 寸。

曲骨：下腹部，前正中线上，耻骨联合上缘的中点处。

大巨：下腹部，脐下 2 寸，前正中线旁开2 寸。

会阴：仰卧屈膝，会阴部。男性：阴囊根部与肛门连线的中点；女性：大阴唇后联合与肛门连线的中点。

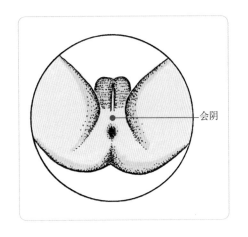

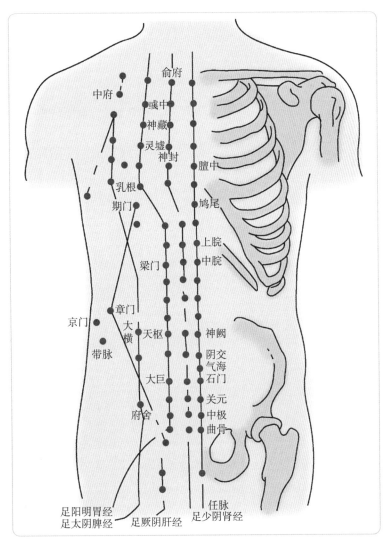

【上肢部】

内关：腕横纹上 2 寸，掌长肌腱与桡侧腕屈肌腱之间。

极泉：上臂外展，腋窝正中，动脉跳动处。

肩髃：肩部，臂外展或向前平伸时，肩峰前下方的凹陷处。

曲池：屈肘呈直角，肘横纹桡侧端与肱骨外上髁连线的中点。

少冲：小指桡侧爪甲角的根部。

劳宫：手掌心，第 2、3 掌骨间偏于第 3 掌骨。简易取穴：握拳屈指时中指尖处。

天泉：腋前纹头下 2 寸。

合谷：将一手拇指指关节横纹放在另一手虎口处的指蹼缘上，拇指尖下即该穴。

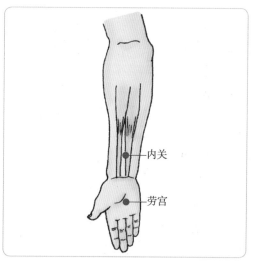

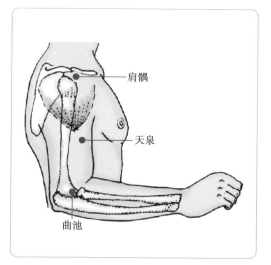

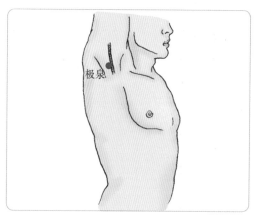

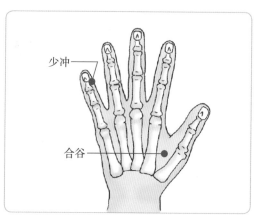

【下肢内侧面】

太冲：足背侧，第 1、2 跖骨头之间的后方。

涌泉：足底部，足跖屈时足前部凹陷处；或足底前 1/3 处。

大敦：足蹈趾末节外侧，距趾甲角 0.1 寸。

隐白：足蹈趾末节内侧，距趾甲角 0.1 寸。

三阴交：小腿内侧，内踝尖上 3 寸，胫骨内侧缘后方。

阴陵泉：小腿内侧，胫骨内侧髁后下方凹陷处。

地机：小腿内侧，内踝尖与阴陵泉的连线上，阴陵泉下 3 寸。

血海：大腿内侧，髌底内侧端上 2 寸，绷腿时股四头肌内侧头的隆起处。

照海：足内侧，内踝尖下方凹陷处。

太溪：足内侧，内踝尖与跟腱之间的凹陷处。

复溜：小腿内侧，太溪上 2 寸。

蠡沟：小腿内侧，足内踝尖上 5 寸，胫骨内侧面的中央。

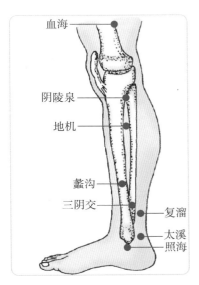
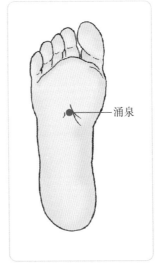
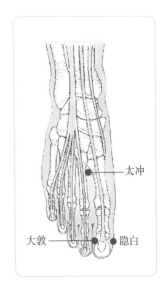

【下肢外侧面】

犊鼻：膝部，髌骨与髌韧带外侧凹陷处。

足三里：犊鼻下 3 寸，距胫骨前缘一横指。

上巨虚：犊鼻下 6 寸，距胫骨前缘一横指，即足三里下 3 寸。

丰隆：外踝尖上 8 寸，距胫骨前缘二横指。

阳陵泉：小腿外侧，腓骨头前下方凹陷处。

居髎：侧卧，髋部，髂前上棘与股骨大转子最凸点连线的中点处。

环跳：侧卧，股骨大转子最凸点与骶管裂孔连线的中外 1/3 交点处。

风市：大腿外侧部的中线上，腘横纹上 7 寸。简易取穴：直立垂手时，中指尖所指处。

丘墟：足外踝的前下方，趾长伸肌腱的外侧凹陷处。

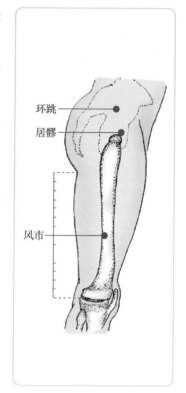
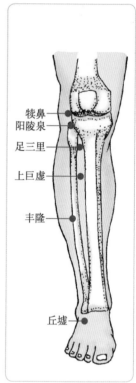

【下肢背面】

承山：伸直小腿或足跟上提时，腓肠肌肌腹下出现的尖角凹陷处。

委中：腘横纹中点，股二头肌腱与半腱肌肌腱的中间。

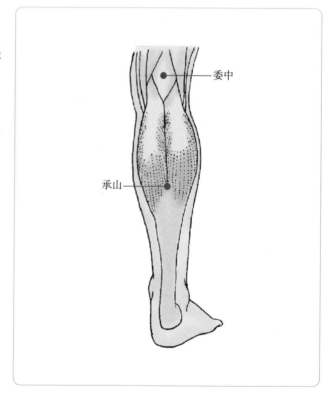

按摩的适用范围

按摩广泛适用于人体功能性疾病的治疗，对脏腑器官的功能障碍、慢性炎症和软组织损伤有较好的治疗效果。

1. 神经系统病症

神经衰弱、坐骨神经痛、面神经痉挛、面神经麻痹等。

2. 呼吸系统病症

感冒、咽喉痛、鼻炎、气管炎等。

3. 消化系统病症

胃痛、急慢性胃肠炎、消化不良、消化性溃疡、胃下垂、肠粘连、便秘、腹泻等。

4. 泌尿系统病症

泌尿系感染、膀胱炎、前列腺炎、尿频、尿失禁、遗尿等。

5. 运动系统病症

各部位关节、韧带、肌腱损伤。如落枕、肩周炎、网球肘、岔气、腰扭伤、腰椎间盘突出、踝关节扭伤、颈椎病、足跟骨刺等。

6. 妇科常见病症

痛经、闭经、月经不调、功能性子宫出血、子宫脱垂、盆腔炎、白带过多、乳腺炎等。

7. 保健美容

肥胖等。

哪些人不宜按摩

1. 患急性传染病、急性炎症（急性扁桃体炎、急性风湿性关节炎等）和一切腹痛难以忍受按摩的患者。

2. 患肿瘤，严重肺、心、肾病，骨质疏松，年老体弱，血压过高和精神失常的患者。

3. 有出血倾向者，如肺结核、血友病、血小板减少性紫癜患者。

4. 大面积皮肤病、溃疡性皮炎患者。

5. 恶性贫血、妇女产后恶露不净者。

6. 妊娠妇女禁按合谷、三阴交和腹部穴位；怀孕 5 个月以上、月经期妇女，禁在腹部、腰骶部按摩。

7. 骨折、脱位、脊髓损伤、各种骨病患者和软组织损伤早期肿胀较重者，禁按病变部位。

8. 过饱、过饥、过累、房事完毕、术后伤口未愈者。

按摩前的准备

1. 喝水

人体在接受按摩时阳气升发、毛孔张开而排出汗液，故被按摩者接受按摩前喝杯温水补充水分，可提高按摩效果。

2. 放松

按摩者和被按摩者都要放松，可在香烛下听自己喜欢的音乐。

3. 芳香油

在被按摩者身上抹化妆水、牛奶、乳霜等，有助于手法操作，又不伤皮肤。

4. 环境

舒适最重要，环境宜温暖、宁静、灯光柔和；最好有足够大的毛巾盖在被按摩者身上，只暴露按摩部位；冬天铺上电热毯会更舒服。

5. 着装

按摩者应穿宽松的衣服，穿平底鞋或光脚；摘掉所有首饰，以防刮伤被按摩者皮肤；指甲与指顶相齐，过长易伤皮肤，过短切压无力。

6. 搓热双手

尤其在冬季，按摩者应将手先搓热，以防刺激机体。

7. 排便

被按摩者应先排便，以免按摩腹部时引起不适。

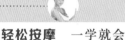
时间的掌握

一般按摩时间为 30 ～ 40 分钟，应视具体情况进行具体安排。

（1）时常按摩的穴位：合谷、足三里、关元、三阴交等养生穴。

（2）午时忌按：11：00 ～ 13：00 心经当令，是气血循环最旺之时，不宜做手法。

（3）洗浴后按摩：沐浴或足浴后利于体内循环，按摩效果最好。

（4）睡前按摩：消除疲劳，利于入睡。

（5）清晨按摩：消除睡眠带来的浮肿，提高化妆品的附着性。

（6）时间分配依部位而定：重点部位时间长些，次要或辅助部位短些。

（7）时间长短依按摩者的功力和被按摩者的体质而定：功力好的可做久一些；身体虚弱者尽量少做手法。

（8）无需每天按摩：一般 1 周 2 ～ 3 次。急性病以治愈为止，可能需 1 次或数次；慢性病一般以 10 ～ 15 次为 1 疗程，疗程间休息数天至 1 周。

用力的窍门

按摩需要用力，但用的是巧力。重得舒适，轻得实在。施力和放松力道的时间要一致，出力到底时需停3～4秒再放松力道，千万不要蜻蜓点水，这样效果会打折的。

1. 力道的作用部位

病变所在；病变引起的局部异常处；重要的穴位。

2. 力道的轻重

内科病患者：力道轻柔而持久。

伤科病患者：力道重而短。

急性病（如胃痛）患者：力道要重，只凝集在几个重要穴位，使功力达病所。

慢性病（如筋肉劳损）患者：力道由轻到重，操作时以点带面使功力充分渗透体内。

实证、体质好者：力道重。

虚证、体质弱者：力道轻。

正常人、一般体质者：力道适中。

3. 力道的方向

指向病变所在：开始垂直用力，克服皮肤的阻碍，使功力进入深部后再转向病所。

选点的要领

要收到好的效果，找准穴位很重要。按揉穴位会有酸、麻、胀、痛、电、热等特殊感觉。除穴位外，人体还有许多压痛点、敏感点、皮肤异常变化，按揉它们同样有上述特殊感觉和治疗意义，也是按摩时的重点选择部位。

1. 压痛点

只有一点或面积很小，多出现在颈、背、腰部脊柱的两旁，筋肉的起、止点（筋肉附着在骨头上的点）。

2. 敏感点

局部体表出现酸胀、麻木现象，按揉时特别明显。

3. 皮肤异常变化

皮肤张力高，紧绷；皮肤张力低，松陷；局部皮肤温度、颜色与其他部位不同；皮下有米粒样结节；皮下有条索状肿块等。

手感的领会

手感，指按摩者操作时的手下感觉。包括体会被按摩者皮肤的变化、身体反应；判断手法是否适当；功力的意念掌握等。

1. 经验积累

人与人之间本身存在着亲和力，只要用心审查，日积月累，自然对人体了如指掌，对病症认识深刻，一有不适，就可熟练应用按摩术了。

2. 掌握意念

手感影响着意念的掌握，从而影响按摩的效果。按摩者要注意力高度集中，始终感觉自己的功力作用在病变部位，或顺着经脉传递。这样长期实践，按摩技术定会达到炉火纯青的地步。

3. 把握节奏

有节奏的按摩可以使全身放松。按摩骨骼处压力宜轻，按摩肌肉丰厚处压力宜重。若按摩者一时忘了下一步该做什么，就用推法，只要有节奏就会收到满意的效果。

4. 注意呼吸

按摩者尽量进行深而慢的呼吸，并尽量放松。建议先做 10 次深呼吸。

按摩后的反应

1. 正常反应

按摩后，被按摩者感到舒适、轻松，原有病痛明显减轻。少数人感觉轻微不适（疲乏、肌肉酸胀、局部充血、皮肤温度增高、局部疼痛、瘀斑等），这与被按摩者的体质、适应力，按摩者的手法熟练度、刺激量、操作时间有关，属正常的生理保护性反应，在短时间内会自行消失。

2. 异常反应

（1）按摩后效：按摩后，原有病痛并没有马上减轻，但经过一段时间休息会逐渐消失。说明原来的按摩效果仍在发挥着作用，加上体内的自身调节，最终达到治愈的目的。

（2）病情明显加重，感到严重不适，可能与以下几点有关：①按摩时，被按摩者肌肉不够放松，偶尔可造成腰、背部挫伤，岔气等。②按摩者施用手法时，动作粗暴，用力过猛，如牵拉法、振动法操作不当，可造成关节或软组织扭伤、拉伤等。

总之，出现以上情况，应立即停止按摩，及时到医院就诊。

常用的按摩手法

1. 按法

操作方法：以掌根、拇根或肘尖着力于施术部位，垂直向下按压。常与揉法配合，称"按揉"。

要领：①按压时逐渐用力。②作用于背部时，随被按摩者的呼气向下按压，瞬间用力。

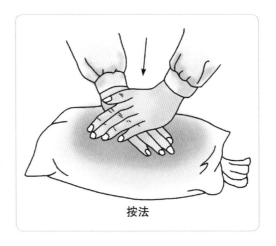

按法

2. 揉法

操作方法：①指揉法：以指端着力于穴位做环旋揉动，用于全身各部位。②掌揉法：以掌着力于穴位做环旋揉动，用于腰背、腹部。③鱼际揉法：以大鱼际着力于穴位做环旋揉动，用于面部。

要领：①以肢体近端带动远端做小幅度的环旋揉动，如前臂带动腕、掌做掌揉法。②着力部位要吸定穴位，带动深层组织。③压力均匀，动作协调有节律。

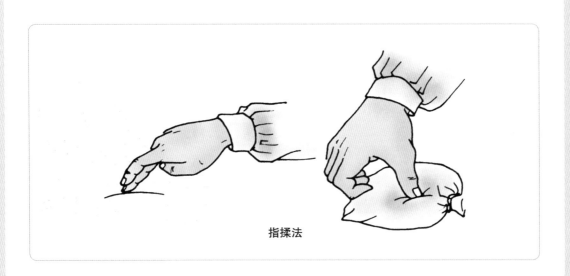

指揉法

3. 推法

操作方法：①掌推法：用掌着力于施术部位，进行单方向直线推动，用于背、胸腹、下肢部。②指推法：用指着力于施术部位，进行单方向直线推动，用于肌腱部。③拇指分推法：以两手拇指的桡侧置于前额，自前额正中线向两旁分推。

要领：①着力部位紧贴皮肤，压力适中，做到轻而不浮，重而不滞。②推时手指在前，掌根在后。③速度均匀。

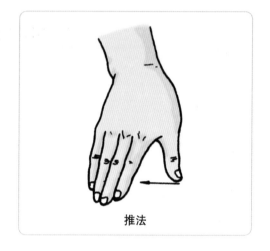

推法

4. 摩法

操作方法：以掌面或食、中、环、小指指面附着于施术部位，以腕关节连同前臂，做顺时针或逆时针环形移动摩擦。

要领：①上肢和腕掌放松，轻放于穴位上。②动作缓和协调，用力宜轻不宜重，速度宜缓不宜急。

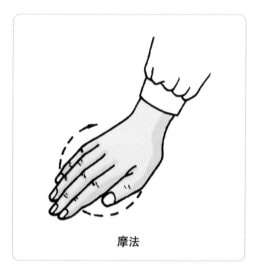

摩法

5. 擦法

操作方法：①掌擦法：用掌着力于施术部位，做往返直线快速擦动，用于腰骶、四肢、肩部。②鱼际擦法：用大鱼际着力于施术部位，做往返直线快速擦动，用于上肢、颈肩部。

要领：①擦动时应直线操作，不可歪斜。②着力部位紧贴皮肤，压力适中。③动作要连续，速度均匀且快，往返距离尽量拉长。

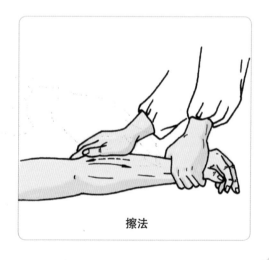

擦法

6. 拿法

操作方法：拇指和其余四指相对用力，作用于施术部位，进行有节律地提捏，常配合其他手法，用于颈、肩、四肢部。

要领：①前臂放松，手掌空虚。②捏拿时，方向与肌腹垂直，以掌指关节运动为主，指间关节不动。③动作连贯，用力由轻到重。

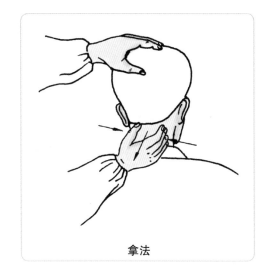

拿法

7. 捏法

操作方法：①三指捏法：两手腕关节略背伸，拇指横抵于皮肤，食、中两指置于拇指前方的皮肤处，以三指捏拿皮肤，两手边捏边交替前进。②二指捏法：两手腕关节略尺偏，食指中节桡侧横抵于皮肤，拇指置于食指前方的皮肤处，以拇指、食指捏拿皮肤，边捏边交替前进。

要领：①沿直线捏，不要歪斜。②捏拿肌肤松紧要适宜。

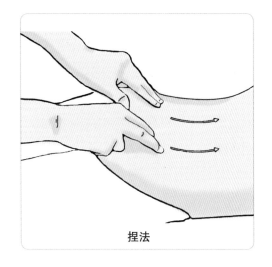

捏法

8. 击法

操作方法：用手指指尖连续、有节律地击打体表，用于头部。

要领：①腕关节放松，以肘关节的屈伸带动腕关节自由摆动。②击打时要有弹性、有节律。

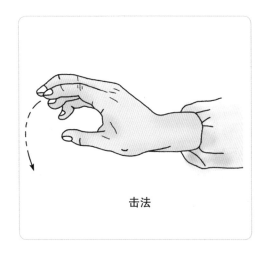

击法

9. 点法

操作方法：以指端着力，持续按压穴位，也可瞬间用力。

要领：手指用力保持一定姿势，避免在点时出现手指过伸或过屈，造成损伤。

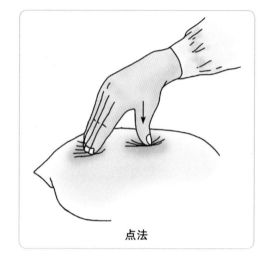

点法

10. 搓法

操作方法：两手夹住肢体相对用力，做相反方向的快速搓动，同时上下往返移动，用于上肢部。

要领：①用力对称。②搓动要快，移动要慢。

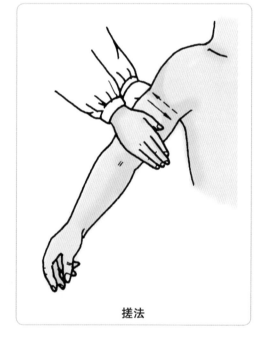

搓法

11. 捻法

操作方法：用拇指螺纹面与食指桡侧缘夹住施术部位，做上下快速揉捻，用于手指部和耳部。

要领：①捻动要快，移动要慢。②捻动时以食指运动为主，拇指运动为辅。③动作要有连贯性。

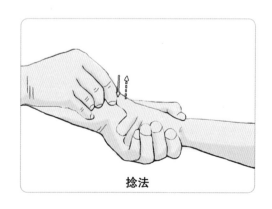

捻法

12. 拍法

操作方法：五指并拢且微屈，以前臂带动腕关节自由屈伸，指先落，腕后落；腕先抬，指后抬，虚掌拍打体表。

要领：①一定是虚掌拍打。②腕关节自由摆动，肘关节自由屈伸。③可双手配合。

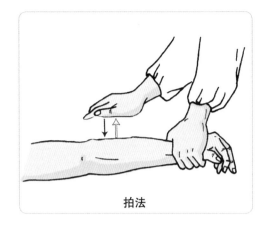

拍法

13. 振法

操作方法：①掌振法：以掌置于一定部位，做连续、快速、上下颤动，用于腹、腰部。②指振法：以食、中指指端置于穴位，做连续、快速、上下颤动。

要领：①着力部位要紧贴皮肤。②频率要快，每分钟大约振 200 ~ 300 次。

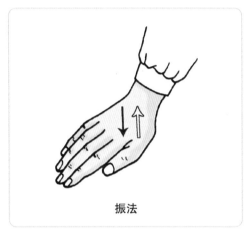

振法

第二章

解决日常生活中遇到的问题

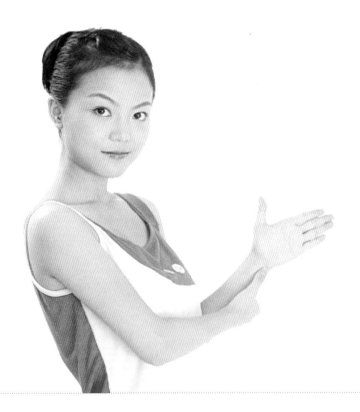

视疲劳

视疲劳是由于我们平时用眼过度、睡眠不足或眼镜度数不合适、老花眼初期等原因而出现的晃眼、耀眼、视线模糊、眼睛酸胀疼痛、充血等眼部症状。除此之外，有时还会伴有颈部或后颈部及肩膀酸痛、头痛、头重、身体困倦等症状。

 选用穴位

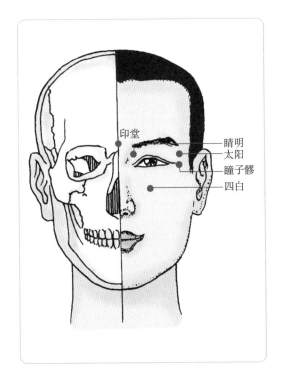

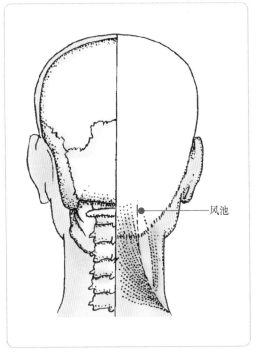

按摩手法

Step 1　开天门

　　仰卧，按摩者用两手扶头部两侧，两拇指指腹从印堂穴交替向上推入发际，力量稍重但不影响推动，时间 1 分钟。

Step 2　分推前额

　　仰卧，按摩者先用两拇指指腹交错在前额横向做往返推抹，力量同上，时间 1 分钟。再用两拇指指腹点揉两侧太阳穴，以有酸胀感为度，时间各 1 分钟。

Step 3　点按眉中

　　仰卧，按摩者用双手拇指分别同时点按双眉中间位置半分钟，以有酸胀感为度。

Step 4　点按瞳子髎穴

　　仰卧，按摩者用双手拇指分别同时点按双侧瞳子髎穴半分钟，以有酸胀感为度。

Step 5　点按睛明穴

　　仰卧，按摩者用双手拇指分别同时点按双侧睛明穴半分钟，以有酸胀感为度。

Step 6　点按四白穴

　　仰卧，按摩者用双手拇指分别同时点按双侧四白穴半分钟，以有酸胀感为度。

Step 7　搓摩头顶

　　仰卧，按摩者双手五指微张开，用指腹同时搓摩头顶部，以温热为宜。

Step 8　点揉风池穴

　　正坐，按摩者用一手拇指和食指同时点揉双侧风池穴及后枕部，点揉风池穴时，手指向对侧眼睛方向用力，以有酸胀感为度，时间各 1 分钟。

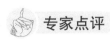 **专家点评**

此病手法治疗的重点在于眼周的按摩，在点按眼周穴位的时候，力量一开始不要太大，要慢慢用力点按，须注意不可压迫到眼球。除瞳子髎、睛明、四白穴外还可对攒竹、丝竹空等穴位进行点按。头重时还可加点百会穴；颈背部酸痛者可对其局部进行按揉，以缓解疲劳。

贴心提示

1. 在微弱的灯光下阅读，不会伤害眼睛，但若光线未提供足够的明暗对比，将使眼睛容易疲劳。应该使用能提供明暗对比的柔和灯光，不要使用直接将光线反射入眼睛的电灯。

2. 若连续在电脑前工作 6 ~ 8 小时，应每 2 ~ 3 小时休息 1 次。喝杯咖啡、上个厕所，或只是让眼睛离开电脑 10 ~ 15 分钟。

3. 眼睑是眼睛的私人按摩师。每天特意眨眼 300 下，有助于清洁眼睛，并给眼睛小小的按摩。

4. 摩擦双手，直至它们发热为止。然后，闭上双眼，用手掌盖住眼圈，勿压迫双眼，有助于减轻眼部疲劳。

5. 将枸杞子 5 克、桑椹 5 克、山药 5 克、红枣 5 个、粳米 100 克熬成粥食用，早、晚两餐服用，可消除眼部疲劳症状，又可增强体质。

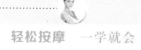

颈 椎 病

　　颈椎病，又称"颈椎综合征"，是因颈部的椎间盘、椎体、关节、韧带发生退行性改变，刺激或压迫颈脊神经根、脊髓、椎动脉和椎旁交感神经等组织而出现的一种症状复杂、影响广泛的临床综合症候群。

　　由于刺激和压迫周围组织的不同，产生的症状也有区别，临床上大致把颈椎病分成6型：

　　颈型：此为相对较轻的类型，主要表现为颈枕部及肩部疼痛不适，颈项僵硬，有时伴活动受限等症状。

　　神经根型：此型为脊神经根受到压迫或刺激造成，主要表现为颈肩痛伴上肢放射性疼痛或麻木不适等症状。

　　椎动脉型：该型是椎动脉受到刺激或压迫造成，主要表现为颈肩痛伴眩晕、恶心、呕吐、耳鸣、耳聋等症状，常与颈部活动有关，可发生体位性猝倒，但意识大都存在。

　　脊髓型：该型是脊髓受到压迫或刺激造成，主要表现为四肢无力、步态不稳、似有踩棉花感、胸部束带感、性功能障碍、大小便控制能力减退等症状。

　　交感型：此为椎管内外的交感神经受到压迫造成，主要表现为颈肩痛伴头晕头痛、视物不清、心慌胸闷、血压增高、四肢凉或手指发红发热，一侧肢体多汗或少汗等症状。

　　混合型：由上述五种类型中的两种或两种以上混合形成。

选用穴位

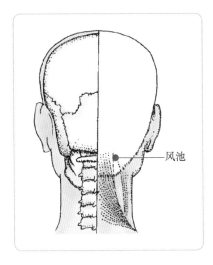

风池

肩井

大椎

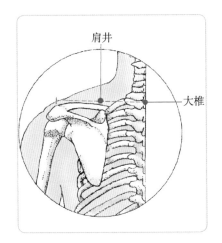

天宗

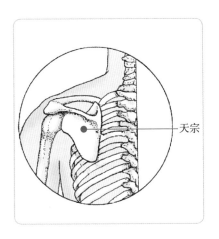

按摩手法

Step 1 揉颈部两侧肌肉

正坐，按摩者用拇指揉颈部两侧肌肉（从枕部与颈上段交界处至大椎旁的颈根处）3~5遍，以放松肌肉，在疼痛相对剧烈的痛点着重施术，随后点揉风池穴1分钟，以酸胀为宜。

Step 2 拿揉肩部斜方肌

正坐，按摩者拿揉两侧肩部斜方肌，从内到外广泛的放松肌肉，反复施术3~5遍；用拇指点揉两侧肩胛骨内上角肌肉附着处半分钟；点揉肩井穴半分钟，以酸胀为宜。

Step 3 掌揉背部肌肉

正坐，按摩者用手掌自上而下揉背部肌肉3~5遍，以放松肌肉；然后用拇指自上而下点揉胸椎棘突与肩胛骨内侧缘之间区域，重点施术于疼痛明显处及有条索处，反复施术3~5遍。

Step 4 掌揉双侧冈下肌

正坐，按摩者用手掌揉双侧冈下肌半分钟，然后用拇指点揉天宗穴及冈下酸痛点，各半分钟，手法不宜太重，以酸胀为宜。

Step 5 拍打肩背部

正坐，按摩者用手掌拍打肩背部，力量轻柔，以缓解疲劳。

专家点评

此病是现代工作学习中的常见疾病，手法主要以放松颈肩背部肌肉为主。颈型颈椎病是最常见的，也是此套手法治疗的重点。通过对颈肩背部肌肉的按摩，达到缓解肌肉紧张，促进局部血液循环，改善症状的目的。如出现其他类型的颈椎病的症状，则必须进行各项检查，了解疾病的发展程度，在医生的指导下进行治疗。

贴心提示

1. 加强颈肩部肌肉的锻炼，在工间或工余时，做头前屈、后伸和左右侧屈运动以及上肢的运动，既可缓解疲劳，又能使肌肉发达、韧度增强，从而有利于颈段脊柱的稳定性，增强颈肩顺应颈部突然变化的能力。

2. 改掉高枕睡眠的不良习惯。高枕使头部前屈，增大下位颈椎的应力，有加速颈椎退变的可能。

3. 注意颈肩部保暖，避免头颈负重物，避免过度疲劳，坐车时不要打瞌睡。

4. 长期伏案工作者，应定时改变头部体位，按时进行颈肩部肌肉的锻炼。

5. 注意端正头、颈、肩、背的姿势，不要偏头耸肩，谈话、看书时要正面注视。要保持脊柱的正直。

肩　周　炎

　　肩关节周围炎是指肩关节周围软组织的退行性、无菌性炎症的疾病，简称"肩周炎"，又名"冻结肩""五十肩""漏肩风"等，多在 50 岁左右发病，女性多于男性，单侧多见。表现为肩关节周围疼痛，夜间痛甚，常伴有肩关节向各个方向的主动和被动活动均受限，疼痛严重者可向颈部及肘部放射，还可出现不同程度的三角肌的萎缩。

　　肩周炎在临床上一般分为两个阶段：

　　初期（疼痛期）：主要为肩部持续性疼痛，疼痛多局限于肩部的前外侧，常涉及肩胛区及上臂。穿衣或梳头等活动时疼痛加重，尤以夜间为甚。

　　中后期（粘连期）：肩部疼痛逐渐缓解，各方向活动度均比正常减小，逐渐加重，呈"冻结状态"。

 选用穴位

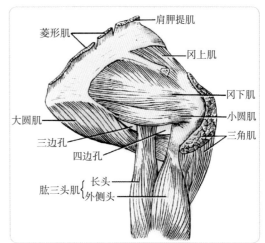

菱形肌
肩胛提肌
冈上肌
冈下肌
小圆肌
三角肌
大圆肌
三边孔
四边孔
肱三头肌 { 长头 外侧头

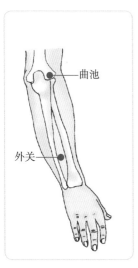

曲池
外关
合谷

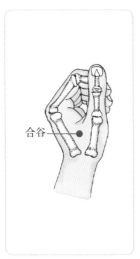

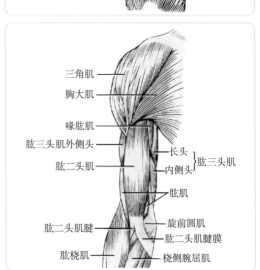

三角肌
胸大肌
喙肱肌
肱三头肌外侧头
肱二头肌
长头
内侧头 } 肱三头肌
肱肌
旋前圆肌
肱二头肌腱
肱二头肌腱膜
肱桡肌
桡侧腕屈肌

按摩手法

Step 1 拿揉肩部

正坐，按摩者双手拿揉肩关节周围前、后、外侧部的肌肉，时间5～10分钟。

Step 2 拨揉肩部痛点

正坐，按摩者用拇指拨揉肩关节周围痛点，痛点常在肩前肱二头肌肌腱处、外侧肩峰下、肩后侧肌群（冈下肌、大圆肌、小圆肌、肱三头肌）处，力量可稍大，以患者能忍受为度。

Step 3 摇肩关节

正坐，按摩者一手抓住肩关节前后部，起固定作用，另一手握住肘部，环转摇动肩关节，环转速度不要太快，活动范围逐渐加大，以患者能够忍受为度，先向前，再向后，每个方向各20～30圈，以增大肩关节活动范围。

Step 4 松解粘连

正坐，按摩者使肩关节做向前、向后、向内、向外及背后内旋摸脊的被动运动，在运动到最大角度时坚持数秒钟，以松解肩关节粘连。

Step 5 掌揉肩部

正坐，按摩者掌揉肩关节周围，以放松肩部肌肉，然后点揉曲池、外关、合谷穴，每穴1分钟，以酸胀为度。

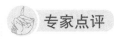 **专家点评**

　　肩周炎的疼痛和粘连是该病的主要特点，也是治疗的重点。疼痛明显者，治疗应以点拨局部痛点和放松局部肌肉为主，以缓解疼痛；以粘连为主者，治疗应在缓解疼痛的同时，重点加强肩关节的活动，并且要求患者进行自我锻炼，能够坚持者，效果较好。按摩治疗前，一定要排除肩部骨折、肿瘤、结核、先天畸形等疾病。

　　自我锻炼包括：①爬墙活动：面对墙壁，用双手或单手沿墙壁缓慢向上爬动，使上肢尽量高举，然后再缓缓向下到原处，反复数遍。②体后拉手：双手向后，由健侧手拉住患者腕部，渐渐向上拉动，反复数遍。③双手在颈后部交叉，肩关节尽量内收及外展，反复数遍。④旋肩：患者站立，患肢自然下垂，患臂由前向上向后划圈，幅度由小到大，反复数遍。

贴心提示

　　1 加强体育锻炼是预防和治疗肩周炎的有效方法，但贵在坚持。如果不坚持锻炼，不坚持做康复治疗，则肩关节的功能难以恢复正常。

　　2 受凉常是肩周炎的诱发因素，因此，为了预防肩周炎，中老年人应重视保暖防寒，勿使肩部受凉。一旦着凉也要及时治疗，切忌拖延不治。

背肌劳损

背肌劳损是一组以背部感觉酸痛、僵硬，活动受限，严重者胸段脊柱出现侧弯或胸曲减小为主要症状和体征的综合性肌肉关节疾病。劳累和天气变化时加重。本病虽算不上大病，但不同程度地影响着人的正常生活和工作。

 选用穴位

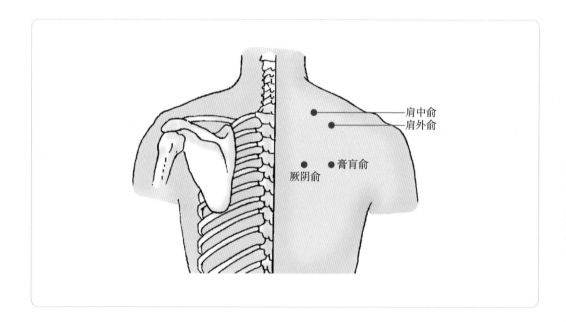

按摩手法

1 掌揉背部

俯卧，按摩者自上而下掌揉背部脊柱两侧肌肉3～5遍，以放松肌肉为主。

2 拨揉背肌

俯卧，按摩者用拇指自上而下拨揉胸椎棘突与肩胛骨内侧缘之间区域，重点施术于酸痛明显处及有条索处，反复施术3～5遍。

3 点揉穴位

俯卧，按摩者用拇指点揉肩中俞、肩外俞、膏肓俞、厥阴俞等穴，每穴1分钟，以感酸胀为宜。

专家点评

此病手法主要针对的是背部肌肉，以放松、松解为主。重点以拨揉法为主，力量可稍大，手法宜缓慢深透，酸痛点及有条索处多施术。治疗前要先排除胆囊炎或胰腺炎引起的背痛，以免耽误病情。如有急性扭挫伤，应去医院诊治。同时要纠正工作和生活中的不良姿势，避免坐位时塌腰驼背，左偏右歪。坐时要尽量坐直坐正，避免胸椎前屈。工作中，每隔1小时可起身活动，做背部后伸及扩胸运动，使背肌及韧带得以放松。

贴心提示

1. 多进行体育锻炼，如做操、跑步、游泳等。
2. 避免背部着凉，夏天尽量减少空调直吹。

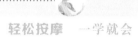

腰肌劳损

腰肌劳损是腰部肌肉的慢性、积累性损伤。长期反复的过度腰部运动及过度负荷，如长时期坐位、久站或从弯腰位到直立位手持重物、抬物，均可使腰肌长期处于高张力状态，久而久之可导致腰肌劳损；另外，腰部软组织急性损伤恢复不彻底或反复损伤，亦会导致腰肌劳损。临床表现为腰或腰骶部疼痛，反复发作，疼痛可随气候变化或劳累程度而变化，时轻时重，缠绵不愈；劳累时加重，休息时减轻，适当活动和经常改变体位时减轻，活动过度又加重；不能坚持弯腰工作；常被迫时时伸腰或以拳头击腰部以缓解疼痛。

 选用穴位

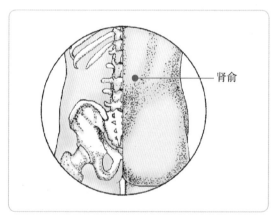

肾俞

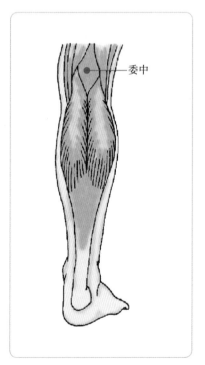

委中

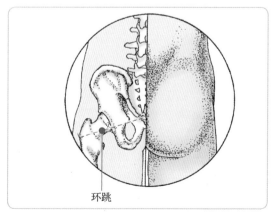

环跳

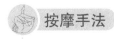 **按摩手法**

1　掌推腰肌

俯卧，按摩者用手掌自上而下推腰部两侧肌肉3～5遍，以放松肌肉。

2　掌揉腰肌

俯卧，按摩者用手掌自上而下揉腰部两侧肌肉3～5遍，以放松肌肉。

3　拇指或肘拨揉腰肌

俯卧，按摩者用拇指或肘在两侧腰肌做拨揉法3～5遍，重点施术于两侧紧贴棘突一线、膀胱经第一、第二侧线，在酸痛明显及有条索处进行反复施术。

4　点揉穴位

俯卧，按摩者用拇指或肘点揉肾俞、环跳、委中穴，每穴1分钟，以酸胀为宜。

专家点评

此病手法以针对腰部肌肉为主，重点在两侧腰肌明显酸痛及有条索处进行施术，以达到放松肌肉、止痛、恢复肌肉弹性的作用。避免长期久坐及长时间保持一个姿势不变和腰部受凉，加强腰背肌的锻炼。

贴心提示

1. 急性腰扭伤应积极治疗，安心休息，防止迁延成慢性。

2. 腰部作为人体运动的中心，过度劳累必然造成损伤而出现腰痛，因此，在各项工作或劳动中应注意有劳有逸。

3. 节制房事，"腰为肾之府"，房事过频必然有损于肾，肾亏则腰痛。

4. "燕飞式"锻炼腰肌。俯卧床上，双臂放于身体两侧，双腿伸直，然后将头、上肢和下肢用力向上抬起，不要使肘和膝关节屈曲，要始终保持伸直，如飞燕状。反复锻炼20～40次。

腰椎间盘突出症

腰椎间盘发生退行性病变以后，因某种原因（损伤、过劳等）导致纤维环部分或全部破裂，连同髓核一并向外膨出，压迫脊髓或神经根引起腰痛和一系列神经症状者，称为腰椎间盘突出症。

 选用穴位

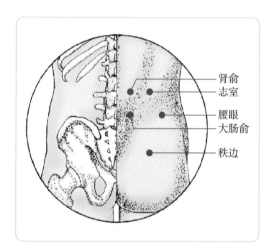

肾俞
志室
腰眼
大肠俞
秩边

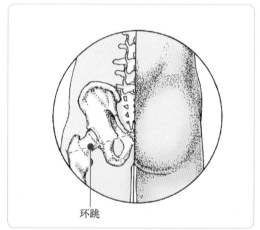

环跳

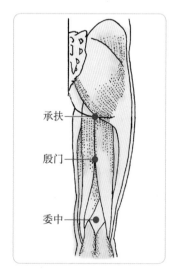

承扶
殷门
委中

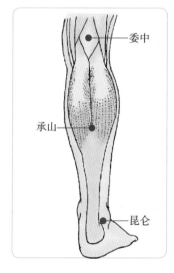

委中
承山
昆仑

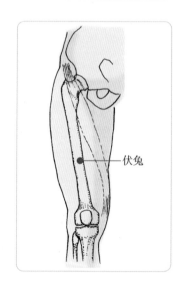

伏兔

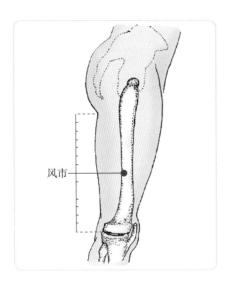 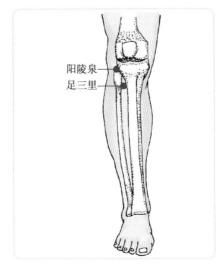

按摩手法

1 揉腰及臀部

俯卧，按摩者用手掌揉双侧腰肌及臀部3～5遍，以患侧为主，力量适中。

2 拇指或肘拨揉腰肌

俯卧，按摩者用拇指或肘在两侧腰肌做拨揉法3～5遍，重点施术于两侧紧贴棘突一线、膀胱经第一及第二侧线，在酸痛明显及有条索处进行反复施术；然后用拇指或肘尖点按椎旁痛点、肾俞、志室、大肠俞、腰眼、环跳、秩边穴，每穴1分钟，以有酸胀感为宜。

3 拿揉下肢后侧

俯卧，按摩者自上而下拿揉双下肢后侧3～5遍，以患侧为主；用拇指点揉下肢承扶、殷门、委中、承山、昆仑穴，每穴1分钟，以有酸胀感为宜。

4 拿揉大腿前外侧

仰卧，按摩者用手掌自上而下拿揉大腿前外侧3～5遍；然后拇指点揉伏兔、风市、阳陵泉、足三里穴，每穴1分钟，以有酸胀感为宜。

专家点评

　　此手法主要针对腰部及下肢进行治疗，患侧着重施术。手法治疗可以缓解肌肉紧张，通过点穴可以达到镇痛的目的，减轻症状，在发病期间要求患者卧硬板床休息，尽量做到能躺则不站，能站则不坐。此手法对轻症患者效果较好，如出现较重情况，应立即去医院诊治，同时做相应检查，以明确诊治方案；更严重者如出现会阴部麻木、大小便失禁等情况则必须进行手术治疗。

贴心提示

　　1 腰椎间盘突出是由于不良的生活习惯和工作习惯造成的，不良的坐姿、站姿以及长期弯腰或重体力劳动都是发病原因，良好的生活习惯和工作习惯是预防此病的关键。

　　2 经常锻炼腰背肌，注意腰背部防寒，能很好地预防本病。

　　3 "燕飞式"锻炼腰肌。俯卧床上，双臂放于身体两侧，双腿伸直，然后将头、上肢和下肢用力向上抬起，不要使肘和膝关节屈曲，要始终保持伸直，如飞燕状。反复锻炼20～40次。

　　4 "拱桥式"锻炼腰肌。仰卧床上，双腿屈曲，以双足、双肘和后头部为支点（五点支撑）用力将臀部抬高，如拱桥状，随着锻炼的进展，可将双臂放于胸前，仅以双足和头后部为支点进行练习。反复锻炼20～40次。

网 球 肘

　　网球肘因网球运动员易患此病而得名，它的医学名称为"肱骨外上髁炎"。家庭主妇、砖瓦工、木工等长期反复用力做肘部活动者，也易患此病。患网球肘时会有肘关节外侧疼痛，疼痛呈持续渐进性发展，可为酸痛，也可为刺痛，部分患者疼痛可向前臂及腕部或上肢放射。有些患者在提、拉、端重物时疼痛加重，常因疼痛致患臂乏力，甚至持物落地，休息时疼痛明显减轻或消失。患者不能拧毛巾、扫地等。患肘外侧有明显压痛点，局部可有轻度肿胀。

 选用穴位

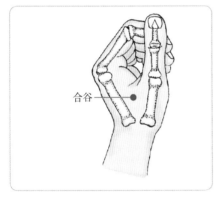

合谷

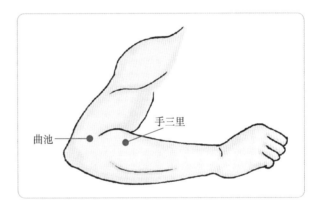

曲池　　手三里

 按摩手法

Step1 **拿揉患侧上肢**

　　正坐，按摩者在患侧上肢自上而下拿揉肘部上下肌群，重点在前臂肌群，反复操作 3 ~ 5 遍。

Step2 **点揉局部痛点**

　　正坐，按摩者用拇指点揉局部痛点（最疼痛的部位一般为肱骨外上髁处），时间为 1 分钟。

Step 3 运动前臂

正坐，按摩者一手点按肘部最痛点，另一手握住前臂做左右旋转和前后屈伸动作。注意力度要缓和均匀，不宜过强、过快，幅度可大一些，时间1分钟。

Step 4 点揉穴位

正坐，按摩者用拇指点揉患肢曲池、手三里、合谷、阿是穴，每穴半分钟，以有酸胀感为宜。

Step 5 擦肘部

正坐，按摩者用掌根或大鱼际由上向下快速擦肘部患处及前臂肌肉约半分钟，以有温热感为宜。

专家点评

此手法可达到松粘解痉、活血止痛的功效，对轻中度的疼痛效果较好，疼痛剧烈者可配合其他疗法治疗。做手法时开始手法宜轻，之后逐日加重。患肢在治疗期间避免提拿重物，尽量减少肘关节活动。争取在初发时一次性治愈，特别是在治疗期间，一切可引起疼痛的动作应绝对禁止，否则很容易复发。

贴心提示

1. 避免肘臂受凉、吹风，患侧手臂尽量少接触凉水；避免过度疲劳，尽量少做伸腕运动。

2. 平时注意锻炼身体，活动上肢关节，增强肌力，有助于防止本病的发生。

3. 运动前先热身，然后牵拉前臂肌肉。

4. 从事需要前臂活动的运动项目时，要掌握正确的技术动作。

膝关节骨性关节炎

　　膝关节骨性关节炎是一种常见的慢性退行性骨关节病，又称增生性膝关节炎、肥大性膝关节炎。临床上以中老年发病最常见，女性多于男性。其病理改变是一种因关节软骨退行性改变引起的以骨质增生为主的关节病变，滑膜的炎症是继发性病变。中医认为本病多因慢性劳损、受寒或轻微外伤所致；另外还可因年老体弱、肝肾亏损、气血不足而致。本病属中医痹证范畴，常表现为膝关节疼痛，其特点为初期疼痛呈阵发性，后期呈持续性，劳累、负重活动及上下楼梯时疼痛加重，下楼尤甚；膝关节活动受限，甚则跛行。极少数患者可出现绞锁现象或膝关节积液；关节活动时可有弹响、摩擦音，部分患者关节肿胀，日久可见关节畸形。

 选用穴位

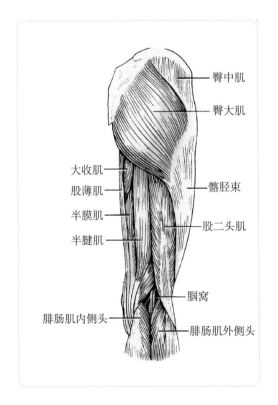

臀中肌

臀大肌

大收肌

股薄肌

半膜肌

半腱肌

髂胫束

股二头肌

腘窝

腓肠肌内侧头

腓肠肌外侧头

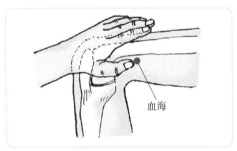

血海

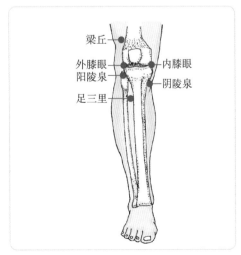

梁丘

外膝眼

阳陵泉

足三里

内膝眼

阴陵泉

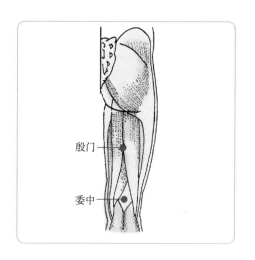

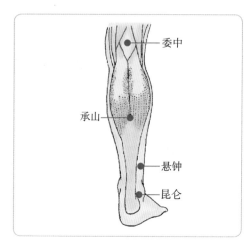

按摩手法

Step 1 拿揉大腿前侧

仰卧，按摩者自上而下拿揉患侧大腿前侧至髌骨下缘3～5遍，用双手拇指同时点按梁丘、血海穴，每穴半分钟，以有酸胀感为宜。

Step 2 拿揉膝关节内外侧

仰卧，按摩者拿揉膝关节内外侧副韧带处2分钟；随后在髌骨周围用拇指做点按法，以痛点为主；用拇指点揉内、外膝眼穴，同时做膝关节屈伸运动，反复操作3～5遍。

Step 3 点揉小腿穴位

仰卧，按摩者拿揉小腿内外侧3～5遍，然后用拇指点揉小腿阳陵泉、阴陵泉、足三里、悬钟穴，每穴半分钟，以有酸胀感为宜。

Step 4 掌摩膝关节

仰卧，按摩者用双手掌同时放于膝关节两侧做摩法1分钟，以透热为度。

Step 5 拿揉下肢后侧

俯卧，按摩者双手沿下肢后侧自臀横纹至腓肠肌做拿揉法，反复施术3～5

遍；使膝关节屈曲，拿揉大腿内外侧肌肉（内侧半腱肌、半膜肌，外侧股二头肌）3～5遍；然后点按殷门、委中、承山、昆仑穴，每穴半分钟，以有酸胀感为宜。

 掌搓腘窝

俯卧，按摩者用手掌在膝关节后侧做搓法1分钟，以透热为度。

 专家点评

此手法重点是在关节周围找到压痛点，按压膝关节内外侧的肌肉及韧带附着点，缓解关节疼痛症状，手法不宜过重；但在膝关节肿痛时，应予休息，不做手法治疗，待肿痛消除后，方可进行治疗。情况严重者，须到医院拍片，确定诊治方案。

 贴心提示

1. 主动加强股四头肌锻炼，以改善股四头肌肌力。可坐位或仰卧位，将膝关节伸直，绷紧大腿肌肉，足部背屈，同时绷紧小腿肌肉，每次坚持3～4秒，每分钟做10次，连续做3～4分钟。每天可做3～4遍。

2. 避免超负荷的活动与劳动，肥胖患者须减轻体重，以减轻膝关节的负担。

3. 多晒太阳，注意防寒湿，保暖，使膝关节得到很好的休息。疼痛缓解后，每日平地慢走一两次，每次20～30分钟。尽量减少上下台阶、跑步等使膝关节负重的运动，避免、减少关节软骨的磨损，不得已上下台阶时最好扶楼梯或手杖。

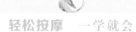

踝关节扭伤

踝关节扭伤是指踝关节向一侧活动而超过其正常活动度时，引起关节周围软组织如关节囊、韧带、肌腱等发生撕裂伤。由于踝关节的解剖特点，足内翻引起的扭伤比足外翻要多见。轻者仅有部分韧带纤维撕裂，重者可使韧带完全断裂或韧带及关节囊附着处的骨质撕脱，甚至发生关节脱位。

 选用穴位

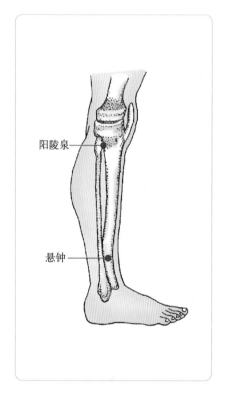

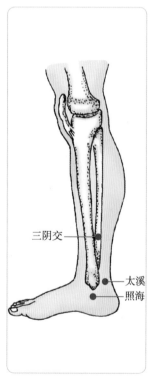

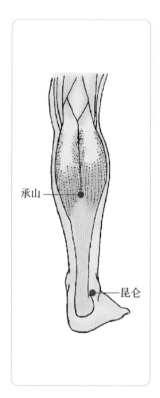

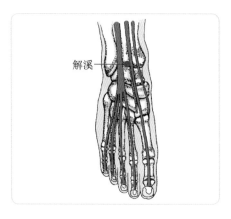

解溪

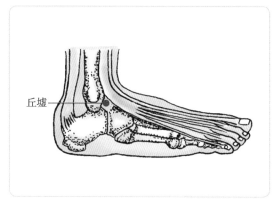

丘墟

按摩手法

1 掌摩局部

仰卧，按摩者用手掌在内、外踝处做摩法 1 分钟，以局部有温热感为宜。

2 指揉局部

仰卧，按摩者用拇指在内、外踝前后下缘处做揉法 3 ~ 5 遍，重点施术于痛点处。

3 点按痛点及穴位

仰卧，按摩者用一手拇指点按痛点（多集中在内、外踝前缘及下缘），可同时用另一手握住足部做各方向的活动，逐渐加大活动范围，以患者能忍受为度；随后点按阳陵泉、悬钟、三阴交、解溪、丘墟、照海穴，每穴半分钟，以有酸胀感为宜。

4 活动踝关节

仰卧，按摩者一手握住足跟部，一手握住足背部做踝关节各方向的活动，逐渐加大范围，以患者能忍受为度。

5 拿揉小腿

俯卧，按摩者拿揉小腿后侧 3 ~ 5 遍，随后点揉承山、昆仑、太溪穴，每穴半分钟，以有酸胀感为宜。

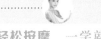
 专家点评

踝关节扭伤后，应首先明确是否有骨折，若有骨折则禁用按摩治疗，待骨折康复后可进行手法治疗以恢复功能；若无骨折而局部肿胀严重时不宜进行过多手法治疗，可以通过点穴以达到活血止痛的作用，待肿胀消减后可进行手法治疗。刚扭伤者，局部毛细血管破裂，不宜热敷，要冷敷有利于毛细血管收缩达到止血、局部消肿的作用，3日后可进行温热敷以达到活血消肿止痛的目的。

贴心提示

在伤后肿胀和疼痛进行性发展的时候，不要支撑体重站立或走动，最好抬高患肢限制任何活动。待病情趋于稳定时，可抬高患肢进行足踝部的主动活动，但是禁做可以引起剧痛的活动。等到肿胀和疼痛逐渐减轻时，再下地走动，时间宜先短一些，待适应以后慢慢增加。

跟痛症

跟痛症是指跟骨结节周围由慢性劳损所引起的以疼痛及行走困难为主的病症，常伴有跟骨结节部骨刺形成。本病多见于 40 ~ 60 岁的中老年及肥胖之人。

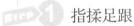 按摩手法

STEP 1 指揉足跟

俯卧，按摩者用拇指在足跟疼痛部位做指揉法 1 分钟。

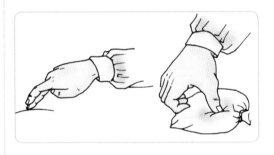

STEP 3 拳击足跟

俯卧，按摩者一手握拳，敲击足跟部 10 ~ 20 次，以患者能忍受为度。

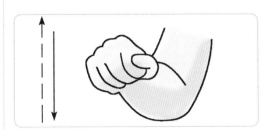

STEP 2 点按痛点

俯卧，按摩者用拇指点按痛点，以患者能忍受为度。

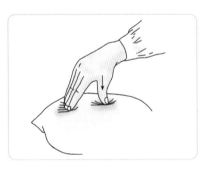

STEP 4 掌摩足跟

俯卧，按摩者在足跟部做掌摩法 1 分钟，以有温热感为宜。

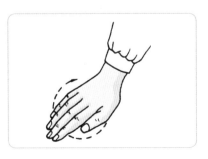

专家点评

　　此手法主要针对痛点进行治疗，力量稍大，以达到舒筋通络、活血止痛的目的。如患者有外伤史，应先拍 X 光片，以排除骨折情况。疼痛剧烈时应注意适当休息，减少负重，控制剧烈运动。

 贴心提示

　　注意局部保暖，避免寒冷刺激。

头　痛

头痛是临床较常见的症状之一。头痛常常由于过度劳累、紧张、受凉、睡眠少等原因引起。经过休息、充足的睡眠即会消失，不大引起人们的重视。但某些疾病引起的头痛是一种信号，经过休息也不能恢复，应该引起我们的重视。头痛产生的原因十分复杂，有颅内的、颅外的；有头颅局部的，也有全身性的；也有许多至今仍找不到病因的头痛。

目前，在感染发热性疾病、高血压、鼻炎、三叉神经痛、颅内疾患、神经官能症、脑震荡和偏头痛等病中皆可见到头痛的症状。究其原因，多为感受外邪、情志不和，久病体虚及饮食不节，影响头部络脉或脑髓失养。

 选用穴位

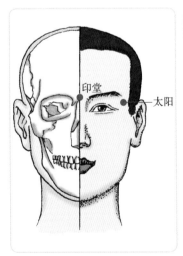
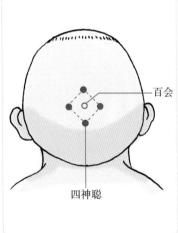
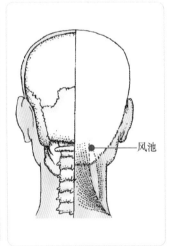

按摩手法

Step 1 开天门

仰卧，按摩者用两手扶头部两侧，两拇指指腹从印堂穴交替向上推入发际，力量稍重但不影响推动，时间 1 分钟。

Step 2 分推前额

仰卧，按摩者先用两拇指指腹交错在前额横向做往返推抹，力量同上，时间 1 分钟；再用两拇指指腹点揉两侧太阳穴，以有酸胀感为度，时间各 1 分钟。

Step 3 点按头顶

仰卧，按摩者双手拇指自前发际向后，交替按压头部正中线即督脉 3 ~ 5 遍，然后点按百会穴、四神聪穴各半分钟，以有酸胀感为度；然后双手同时点按督脉旁的膀胱经和胆经各 3 ~ 5 遍。以受术者的耐受程度大小，适当调整力度的大小。

Step 4 搓摩颞部

仰卧，按摩者双手五指微张开，用指腹同时搓摩双侧颞部，以有温热感为宜。

Step 5 点揉风池穴

正坐，按摩者用一手拇指和食指同时点揉双侧风池穴及后枕部，点揉风池穴时，手指向对侧眼睛方向用力，以有酸胀感为度，时间各 1 分钟。

Step 6 拿揉颈部两侧肌肉

正坐，按摩者用一手拇指和其他四指相对用力，自上而下拿揉颈部两侧肌肉，反复施术 3 ~ 5 遍，手法要柔和、连贯，以受术者略感舒适为宜。

专家点评

　　按摩头部时，依照头部按摩程序进行操作，以头痛的部位为重点，如巅顶部疼痛者，则该处施术力量应稍大；偏头痛者，重点点按头顶稍外侧的区域，以患者局部有酸胀感为宜。按摩疗法除对颅内占位性病变引起之头痛不适用外，对其他疾病引起的头痛，均能缓解症状，其中尤以对偏头痛、肌收缩性头痛、血管神经性头痛、感冒头痛以及高血压头痛疗效更为显著。

贴心提示

　　1 引起头痛的原因很多，若按摩一段时间后头痛不减轻者，应到医院做正规检查，以明确头痛原因，排除器质性疾病，配合中西医其他疗法治疗，以防病情恶化，贻误时机。

　　2 反复发作的慢性头痛，经常与生活不规律有关系，应调整好休息时间，并尽量缓解精神压力，从而减少头痛发作。

　　3 长期头痛患者，要树立信心，坚持治疗，保持情绪舒畅，避免精神刺激。

　　4 姜有助于预防头痛，同时也能缓解头痛的某些伴随症状，如疼痛、恶心等。患者可以用姜来煮菜或制成姜茶。姜茶的每天饮量，以 1～2 杯为好；若每天服用姜胶囊，则需按照医生的医嘱使用。如今不只可从超级市场及杂货店买到新鲜的姜，也可在药房、药行购得用姜制成的饮料、保健胶囊等。

失 眠

　　失眠是以经常不能获得正常睡眠为特征的一种病证，表现为各种原因引起的入睡困难、睡眠深度或频度过短（浅睡性失眠）、早醒及睡眠时间不足或质量差等。中医认为，脏腑功能紊乱，气血亏虚，阴阳失调，可导致本病的发生。本病常伴有头痛、头昏、心悸、健忘等症状。

 选用穴位

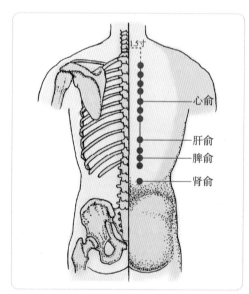

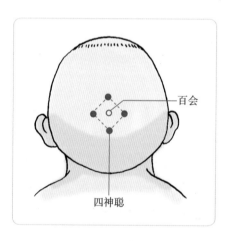

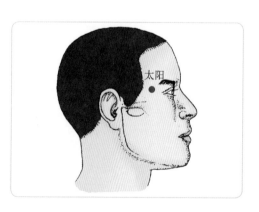

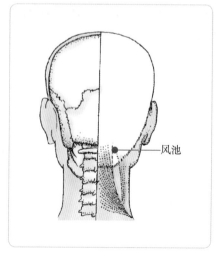

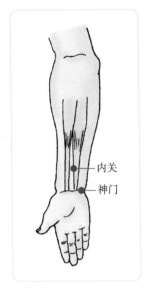

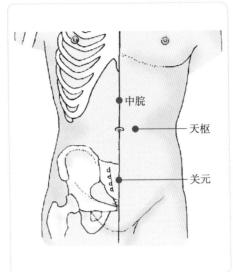

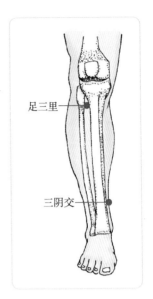

 按摩手法

1　揉背部膀胱经

俯卧，按摩者手掌揉背部双侧膀胱经 3 ~ 5 遍；然后用拇指点揉心俞、肝俞、脾俞、肾俞穴，每穴 1 分钟，以有酸胀感为宜。

2　分推眉弓

仰卧，按摩者用双手拇指同时分推双侧眉弓 3 ~ 5 遍，力度可稍大，以受术者能承受为度；然后用拇指、食指在双侧眉弓处同时做提捻法 3 ~ 5 遍，点揉双侧太阳穴 1 分钟，以局部有酸胀感为宜。

3　点按头顶

仰卧，按摩者双手拇指自前发际向后，交替按压头部正中线即督脉 3 ~ 5 遍，然后点按百会穴、四神聪穴各半分钟，以有酸胀感为度；然后双手五指微张开，用指腹同时搓摩头顶两侧部 1 分钟，以有温热感为宜。

Step 4 点揉风池穴

仰卧，按摩者用双手中指同时点揉双侧风池穴，手指向对侧眼睛方向用力，以有酸胀感为度，时间各1分钟。

Step 5 拿揉上肢

仰卧，按摩者用双手拿揉上肢3～5遍；随后用拇指同时点按两侧内关、神门穴，每穴1分钟，以有酸胀感为宜。

Step 6 揉腹部

仰卧，按摩者用手掌揉腹部2分钟；随后用拇指点揉中脘、天枢、关元穴，每穴1分钟。

Step 7 拿揉下肢

仰卧，按摩者用双手拿揉下肢3～5遍；随后点揉足三里、三阴交穴，每穴1分钟，以有酸胀感为宜。

专家点评

❶ 肝郁化火型

表现：心烦，不能入睡，烦躁易怒，胸闷胁痛，头痛面红，目赤口苦等。

手法：在以上按摩手法的基础上，点揉章门、太冲、行间穴，每穴1分钟，以有酸胀感为宜。

❷ 痰热内扰型

表现：睡眠不安，心烦懊恼，胸闷脘痞，口苦痰多，头晕目眩等。

手法：在以上按摩手法的基础上，点揉脾俞、丰隆穴，每穴1分钟，以有酸胀感为宜。

③ 心脾两虚型

表现：多梦易醒，或朦胧不实，心悸健忘，头晕目眩，神疲乏力，面色不华等。

手法：在以上按摩手法的基础上，掌擦脾俞、胃俞，以透热为度。

④ 阴虚火旺型

表现：心烦不寐，或时寐时醒，手足心热，头晕耳鸣，心悸，健忘，颧红潮热，口干少津等。

手法：在以上按摩手法的基础上，点揉肾俞、太溪穴，每穴 1 分钟，以有酸胀感为宜。

⑤ 心虚胆怯型

表现：夜寐多梦，易惊，心悸胆怯等。

手法：在以上按摩手法的基础上，点揉胆俞、郄门、丘墟穴，每穴 1 分钟，以有酸胀感为宜。

贴心提示

1. 清晨迎着晨光活动至少 20 分钟，睡前 2 小时外出适当活动 30 分钟，有助于睡眠。

2. 坚持睡前用 40℃ ~ 50℃ 的热水洗脚。

3. 睡前少量进食，如小米粥、牛奶、面包等。

4. 睡前不要看书报或从事紧张的脑力劳动。

5. 睡前欣赏轻清、平缓的音乐有助于睡眠。

神经衰弱

神经衰弱，是一类精神容易兴奋和脑力容易疲乏、常有情绪烦恼和心理生理症状的神经症性障碍。它是一种常见病，常因精神过度紧张引起，以乏力、易疲劳、易激动、头痛、失眠、注意力不集中等为主要症状。中医认为本病和心、肝、脾、肾有关，剧烈的情感变化会引起脏腑功能失调。

选用穴位

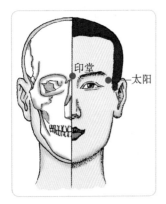

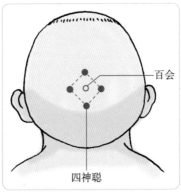

四神聪

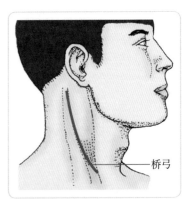

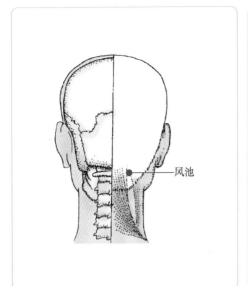

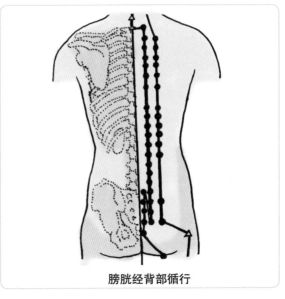

膀胱经背部循行

按摩手法

1 开天门

仰卧，按摩者用两手扶头部两侧，两拇指指腹从印堂穴交替向上推入发际，动作轻快柔和，反复操作 5 ~ 10 遍。

2 推前额

仰卧，按摩者先用两拇指指腹交错在前额横向做往返推抹，再用两拇指指腹点揉两侧太阳穴，反复操作 5 ~ 10 遍。

3 点按头顶

仰卧，按摩者双手拇指自前发际向后，交替按压头部正中线即督脉 3 ~ 5 遍，然后点按百会穴、四神聪穴各半分钟，以有酸胀感为度；然后双手同时点按督脉旁的膀胱经和胆经各 3 ~ 5 遍。以受术者的耐受程度大小，适当调整力度的大小。

4 推桥弓

仰卧，按摩者用双手小鱼际推左右桥弓穴，从耳后乳突到缺盆处，每侧各 10 ~ 20 遍。

5 拿揉颈部两侧肌肉

俯卧，按摩者用一手拇指和其他四指相对用力，自上而下拿揉颈部两侧肌肉，反复施术 3 ~ 5 遍，手法要柔和、连贯，以受术者略感舒适为宜。

6 点揉风池穴

俯卧，按摩者用一手拇指和食指同时点揉双侧风池穴及后枕部，点揉风池穴时，手指向对侧眼睛方向用力，以有酸胀感为度，时间各 1 分钟。

7 直推膀胱经

俯卧，按摩者用手掌直推脊柱两侧膀胱经各 20 ~ 30 遍。

专家点评

神经衰弱的按摩先以头部为重点，力量适中，使患者局部有酸胀的感觉，并可根据中医辨证分型加减手法。

神经衰弱多为缓慢起病，病程一般较长，几年或数十年不等。本病的症状可时轻时重，而病情的波动常与情绪变化有关。如果患者情绪较好，则病情明显减轻；反之，则病情加重。因此对本病的治疗首先应该寻找病因，进行心理治疗，消除发病的精神因素。神经衰弱患者体力较好者可参加短距离的拉练或旅行参观，以转移注意力、改善情绪、锻炼体力；情绪较差、精神萎靡的患者适宜进行提高情绪的运动，如乒乓球、篮球、划船、跳绳、踢毽子等，或每天清晨到绿化地带、树林深处，或是阳台、庭院进行深呼吸，这样对调节神经大有裨益。

❶ 心阴两虚型

表现：心悸气短、心神不宁、心烦口干、手足心热。

手法：点揉心俞、神门、三阴交穴各1分钟，以有酸胀感为度，然后擦涌泉穴，以透热为度。

❷ 肝气郁结型

表现：精神抑郁、大便失常、月经不调。

手法：点揉肝俞、胆俞、阳陵泉、太冲穴各1分钟，以有酸胀感为度。

❸ 心脾两虚型

表现：心悸健忘、面色萎黄、腹胀便溏。

手法：点揉神门、内关、脾俞、胃俞各1分钟，以有酸胀感为度。

❹ 心肾不交型

表现：心烦多梦、腰膝酸软、盗汗耳鸣。

手法：点揉心俞、肾俞穴各1分钟，以有酸胀感为度；然后搓擦肾俞、命门、八髎穴附近，以透热为度。

贴心提示

1 要建立有规律的生活制度，安排好自己的工作、学习和休息。学会科学用脑，防止大脑过度疲劳。

2 根据每个人的体力、爱好，每天坚持适当的体育锻炼如打球、游戏、体操等。

3 坚持每天用热水洗脚，睡前自己擦涌泉穴。

4 睡前喝1杯热糖水，使大脑皮层受到抑制，会很快入睡。或者喝1杯热牛奶，牛奶中的色氨酸有催人入睡作用。

5 百合15克，与粳米、糯米各50克，共煮成粥，加适量冰糖食用。还可以取生熟枣各15克，水煎去渣，用其汁将百合煮熟，连汤吃下。

耳 鸣

耳鸣是指人在没有任何外界刺激条件下所产生的异常声音感觉，有如蝉声、流水声，但环境中并无相应的声源。耳鸣是一种常见症状，为听觉机能紊乱所致。它可以是多种疾病的伴随症状，受疲劳、月经、变态反应以及头部微循环改变等因素影响而变化。按照中医理论，耳鸣实少虚多，且以肾虚最为多见，但认真追究起来，引起耳鸣的原因尚有多种。

 选用穴位

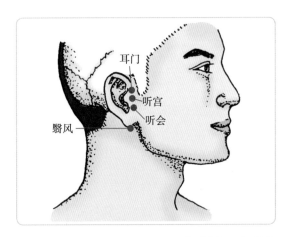

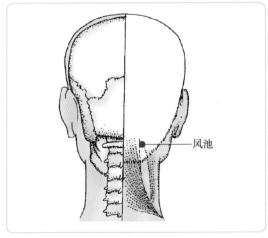

按摩手法

1　点按耳周穴位

仰卧，按摩者用拇指点按翳风、耳门、听宫、听会穴，每穴各1分钟，以有酸胀感为宜。

2　揉耳轮

仰卧，按摩者用拇、食指相对自上而下揉耳轮5～10遍，以发热为宜；然后用拇、食指提拉耳垂10～20次。

3　鸣天鼓

正坐，按摩者用双手手掌紧压耳背，使耳郭折向前方，盖住耳道，用食指或中指用力敲打后枕部，要求受术者能听到明显的响声，反复操作10～20遍。

4　压放耳郭

正坐，按摩者用双手掌压住耳郭，不折耳郭，然后突然抬起，这时耳中有放炮样声响，如此反复操作5～10遍。

5　点揉风池穴

正坐，按摩者用一手拇指和食指同时点揉双侧风池穴，时间1分钟，以有酸胀感为度。

专家点评

此病手法要以耳周按摩为主，对于发病初期的患者效果较好；而对发病时间较长，伴随听力下降的患者，疗程较长，且不易恢复。耳鸣的发病原因很多，应积极到医院做相应的检查和处理，以免延误某些重要疾病的诊治。对不适合按摩者，要采取其他治疗方法。

❶ 肝胆火旺型

表现：口干面赤，烦躁喜怒。

手法：在以上按摩手法的基础上，点揉肝俞、胆俞、中渚、太冲穴，每穴各1分钟，以有酸胀感为度。

❷ 痰热郁结型

表现：胸闷痰多，口渴喜饮。

手法：在以上按摩手法的基础上，点揉丰隆、劳宫穴，每穴各1分钟，以有酸胀感为度。

❸ 肾精亏虚型

表现：头晕目眩，腰膝酸软。

手法：在以上按摩手法的基础上，点揉肾俞、太溪穴，每穴各1分钟，以有酸胀感为度；然后用手掌横擦腰骶八髎穴，以有温热感为度。

❹ 脾胃虚弱型

表现：疲乏无力，食少便溏。

手法：在以上按摩手法的基础上，点揉脾俞、足三里穴，每穴各1分钟，以有酸胀感为度。

贴心提示

1. 精神或情绪紧张可以导致耳鸣，耳鸣也可以加重情绪紧张，应保持心情愉快，转移注意力，耳鸣即可减轻。

2. 为了提高耳部血循环，应减少饮食中的饱和脂肪和胆固醇。

3. 多吃含铁、锌丰富的食物，能有效预防和延缓中老年人耳鸣、耳聋的发生。

4. 长时间的噪声接触，会导致耳鸣，应减少噪声源或佩戴防护耳罩、耳塞等保护耳鸣患者的听力。注意不要长时间、大音量听耳机。

中风后遗症

中风又名卒中。因本病起病急骤，症见多端，变化迅速，与风善行数变的特征相似，故以中风名之。本病是由于气血逆乱，产生风火痰瘀，导致脑脉痹阻或血溢脑脉之外而发。临床表现为猝然昏仆，不省人事，伴口眼㖞斜，半身不遂，语言不利，或不经昏仆而仅以㖞僻不遂为主症。中风按有无神志昏蒙分为中经络与中脏腑两大类型。中风临床表现与西医所称的脑血管病相似，不论出血性还是缺血性脑血管病，均可参考中风辨证论治。中风的急性期是指发病后两周以内，严重者最长病期可至 1 个月；恢复期是发病两周或 1 个月至半年以内；后遗症期系发病半年以上者。中风急性期患者应立即送综合医院进行抢救，恢复期病情稳定及后遗症期患者可配合按摩治疗。

 选用穴位

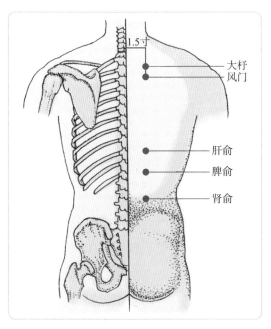

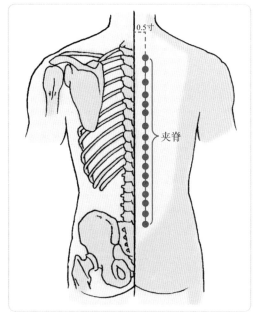

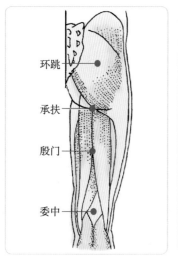

环跳
承扶
殷门
委中

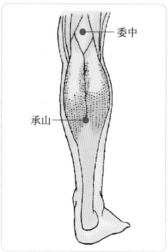

委中
承山

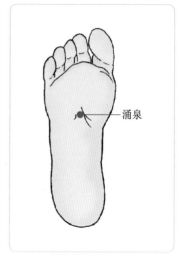

涌泉

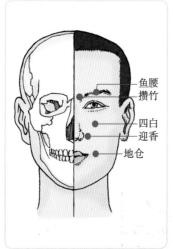

鱼腰
攒竹
四白
迎香
地仓

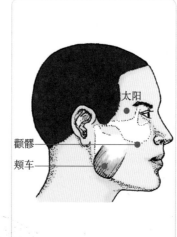

太阳
颧髎
颊车

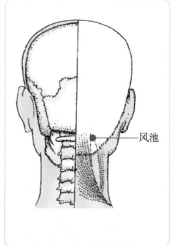

风池

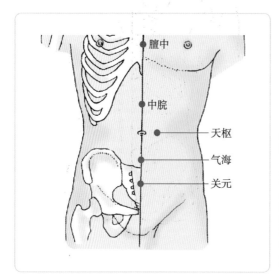

膻中
中脘
天枢
气海
关元

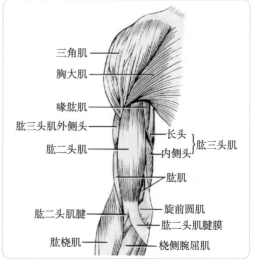

三角肌
胸大肌
喙肱肌
肱三头肌外侧头
肱二头肌
肱二头肌腱
肱桡肌
长头
内侧头
肱三头肌
肱肌
旋前圆肌
肱二头肌腱膜
桡侧腕屈肌

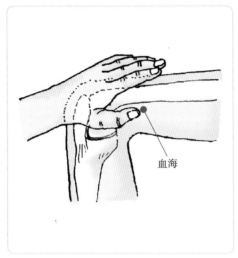

血海

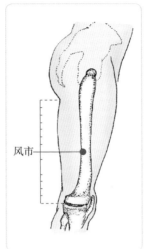

风市

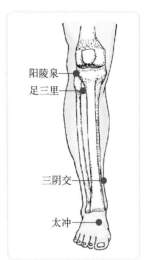

阳陵泉
足三里
三阴交
太冲

按摩手法

1 腰背部手法

俯卧，按摩者沿腰背部膀胱经自上而下做掌揉法 3 ~ 5 遍；然后用拇指自上而下拨揉双侧竖脊肌 3 ~ 5 遍；用拇指自上而下点揉椎旁华佗夹脊穴 2 ~ 3 遍；用拇指点揉大杼、风门、肝俞、脾俞、肾俞穴，每穴 1 分钟，以有酸胀感为宜。

2 下肢后侧手法

俯卧，按摩者自上而下拿揉双下肢后侧 3 ~ 5 遍，用拇指点揉环跳、承扶、殷门、委中、承山、涌泉穴，每穴 1 分钟，以有酸胀感为宜。

3 头面部手法

仰卧，按摩者用双手拇指分推前额 3 ~ 5 遍，点揉鱼腰、攒竹、四白穴每穴半分钟，以有酸胀感为宜；多指揉颞部至下颌部 3 ~ 5 遍，以咀嚼肌为重点；拇指与食指中指相对提捏患侧面颊（从地仓穴至耳前）3 ~ 5 遍；拇指点揉太阳、颧髎、颊车、地仓、迎香、风池穴，每穴半分钟，以有酸胀感为宜。

Step 4 胸腹部手法

仰卧，按摩者用双手掌分别沿两胁部自上而下做推法 3 ~ 5 遍；掌揉腹部 20 ~ 30 圈；拇指点揉膻中、中脘、天枢、气海、关元穴，每穴 1 分钟。

Step 5 上肢手法

仰卧，按摩者一手握患肢腕部使患肢尽量伸直，另一手拿揉上肢 3 ~ 5 遍，重点施术于三角肌、肱二头肌，然后做上肢各关节主动或被动运动，可帮助恢复肢体功能。

Step 6 下肢前侧手法

仰卧，按摩者拿揉下肢前侧 3 ~ 5 遍；然后自上而下揉大腿内侧肌群 3 ~ 5 遍；用拇指点揉血海、风市、阳陵泉、足三里、三阴交、太冲穴，每穴 1 分钟，以有酸胀感为宜；一手握患肢踝部，一手扶膝部做髋关节及膝关节的活动，帮助恢复肢体功能。

专家点评

此手法对后遗症期患者的恢复有一定的帮助，手法以轻柔为主，力量不要太大。对俯卧困难者，可在侧卧位施术。活动上下肢时，应缓慢而柔和，有规律性，避免用力牵扯或大幅度动作，逐步增加被动活动的幅度和范围。急性期的患者应急送综合医院治疗，密切观察病情；病情稳定后的患者或后遗症期的半身不遂患者，应配合按摩及功能训练，以自我锻炼为主，促进患肢功能的恢复。

贴心提示

1. 要保持情绪平稳，少做或不做易引起情绪激动的事，如打牌、搓麻将、看体育比赛转播等；适量活动，如散步等。

2. 建立健康的饮食习惯，饮食须清淡有节制，多吃新鲜蔬菜和水果，少吃脂肪高的食物，如肥肉和动物内脏等。戒烟酒，保持大便通畅。

3. 户外活动应注意保暖，应在室内逐步适应环境温度，调节室内空调温度，不宜过高，避免从较高温度的环境突然转移到温度较低的室外。

4. 平时外出时多加小心，防止跌跤；起床、低头系鞋带等日常生活动作要缓慢；洗澡时间不宜过长。

高 血 压

　　高血压是一种常见的慢性心血管疾病，临床表现为原因不明的体循环动脉血压持续增高。本病病因尚不十分清楚，长期精神紧张、有高血压家族史、肥胖、饮食中含盐量高和大量吸烟者发病率高。临床上以头晕头痛、耳鸣健忘、失眠多梦、血压升高等为基本特征。晚期病人常伴有心、脑、肾等器官的器质性损害。结合本病临床表现，一般属中医"眩晕""头痛"的范畴，主要由情志内伤、肝肾阴亏阳亢或饮食不节，痰浊壅滞所致。

 选用穴位

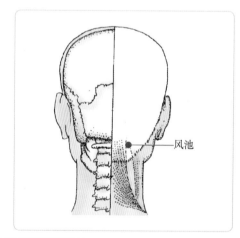

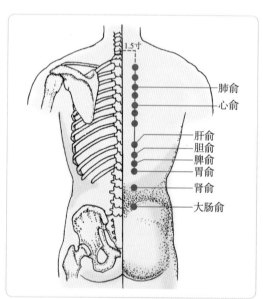

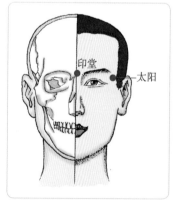

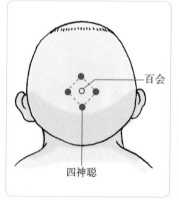

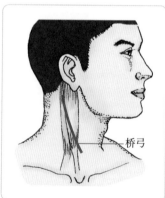

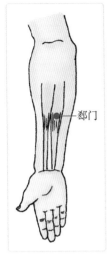
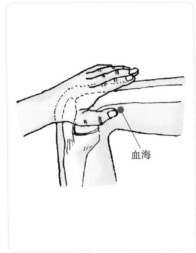
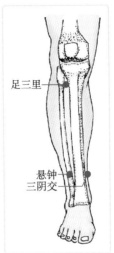
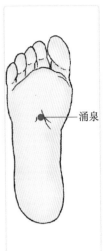

 按摩手法

STEP 1　拿揉颈部两侧肌肉

俯卧，按摩者用一手拇指和其他四指相对用力，自上而下拿揉颈部两侧肌肉，反复施术 3～5 遍，手法要柔和、连贯，以感酸胀为宜。

STEP 2　点揉风池穴

俯卧，按摩者用一手拇指和食指同时点揉双侧风池穴及后枕部，点揉风池穴时，手指向对侧眼睛方向用力，以有酸胀感为度，时间 1 分钟。

STEP 3　掌揉膀胱经

俯卧，按摩者用手掌沿背部膀胱经自上而下做揉法，反复操作 5～10 遍；然后用拇指点揉背部双侧肺俞、心俞、肝俞、胆俞、脾俞、胃俞、肾俞、大肠俞穴，以有酸胀感为宜，每穴各 1 分钟。

STEP 4　开天门

仰卧，按摩者用两手扶头部两侧，两拇指指腹从印堂穴交替向上推入发际，力量柔和，动作连贯，时间 1 分钟。

Step 5 分推前额

仰卧，按摩者先用两拇指指腹交错在前额横向做往返推抹，时间 1 分钟；再用两拇指指腹点揉两侧太阳穴，以有酸胀感为度，时间 1 分钟。

Step 6 搓摩头顶

仰卧，按摩者双手五指微张开，用指腹同时搓摩头顶部，以有温热感为宜；然后点按百会穴、四神聪穴，以有酸胀感为宜，时间各 1 分钟。

Step 7 推桥弓

仰卧，按摩者用双手小鱼际推左右桥弓穴，从耳后乳突到缺盆处，每侧各 5 ~ 10 遍。

Step 8 点按前臂

仰卧，按摩者用双手拇指交替按压前臂大陵到郄门穴一线，反复操作 5 ~ 10 遍，以有酸胀感为宜，左右上肢分别施术。

Step 9 分推两胁

仰卧，按摩者用双手掌同时分推两侧肋弓下缘（从中央向两侧），反复操作 5 ~ 10 遍；然后用手掌顺时针摩揉小腹部 2 ~ 3 分钟，频率缓慢，动作沉稳，力度适中。

Step 10 拿揉下肢

仰卧，按摩者自上而下分别拿揉双下肢 3 ~ 5 遍，然后用拇指点按血海、三阴交、足三里、悬钟穴，以有酸胀感为宜，时间各 1 分钟。

Step 11 掌搓涌泉穴

仰卧，按摩者用手掌搓擦双侧涌泉穴，以有温热感为宜，时间 1 分钟；然后点揉太冲穴，以有酸胀感为宜，时间 1 分钟。

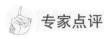 专家点评

高血压病的按摩属于全身按摩，以头部和腹背部为重点，兼顾四肢的操作，整体手法要轻松柔和，以产生舒适感为佳。定时定量地服药也是非常必要的。同时，饮食对于防治高血压病也很重要，要保证低盐低脂饮食，戒烟戒酒，避免情绪激动、精神刺激，强调生活规律；劳逸结合，进行适当的体育运动。

贴心提示

1 高血压病患者饮食上要控制能量的摄入；限制脂肪的摄入，烹调时，选用植物油，可多吃海鱼，因海鱼含有不饱和脂肪酸，能使胆固醇氧化，从而降低血浆胆固醇；适量摄入蛋白质，高血压病人每日蛋白质的摄入量以每公斤体重1克为宜；限制盐的摄入量，每日应逐渐减至6克以下；多吃新鲜蔬菜、水果，每天吃新鲜蔬菜不少于400克，水果100～200克；适当增加海产品摄入，如海带、紫菜、海产鱼等。

2 运动对高血压病患者也很重要，但是最好做有氧运动，勿过量或太强太累，要采取循序渐进的方式来增加活动量；同时，夏天应避免在中午艳阳高照时进行户外运动，冬天进行户外运动时要注意保暖；运动时应穿着舒适吸汗的衣服，选择安全场所，如公园、学校，勿在巷道、马路边运动；应在饭后2小时进行运动，切勿空腹，以免发生低血糖。

3 可以配合足浴降压：磁石、石决明、党参、黄芪、当归、桑枝、枳壳、乌药、蔓荆子、白蒺藜、白芍、炒杜仲、怀牛膝各6克，独活18克，水煎2000毫升，浴足30分钟，每日1次，1剂药可用2次。功效：平肝潜阳。

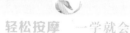
高脂血症

　　各种原因引起的人体血浆脂质总量或成分高于正常高限时称为高脂血症，可表现为心悸、眩晕、头痛、不寐、乏力、肥胖、甚至中风等。原发性高脂血症由遗传、饮食、营养等因素引起；继发性高脂血症常由于动脉硬化、糖尿病、肾病综合征、胰腺炎及肝、胆等疾病导致。高血脂是为病理产物，亦是致病因素，属中医学"痰"的病理范畴。

选用穴位

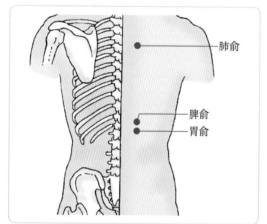

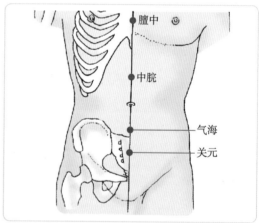

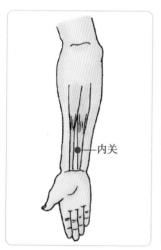

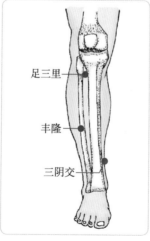

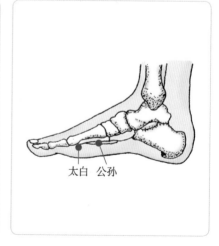

按摩手法

1 点揉背俞穴

俯卧，按摩者用双手拇指同时点揉背部肺俞、脾俞、胃俞穴，均以有酸胀感为度，每穴各 1 分钟。

2 点揉腹部穴位

仰卧，按摩者用拇指点揉膻中、中脘、气海、关元穴各 1 分钟，手法要轻柔，力量不宜过大，点穴时下压过程中要随着被按摩者的呼吸频率施术。

3 点揉内关穴

仰卧，按摩者用拇指点揉双侧内关穴，每穴各 1 分钟，以有酸胀感为度。

4 点揉下肢穴位

仰卧，按摩者用拇指点揉双侧足三里、丰隆、三阴交穴，每穴各 1 分钟，以有酸胀感为度。

5 点揉足部穴位

仰卧，按摩者用拇指点揉双侧公孙、太白穴，每穴各 1 分钟，以有酸胀感为度。

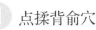 **专家点评**

高脂血症的病因有素体脾虚痰盛；或胃火素旺，饮食不节，恣食肥甘，痰浊内生；或年老体虚，脏气衰减，阴虚痰滞，终致痰积血瘀，化为脂浊，滞留体内而为病。故此病的按摩宜选用足太阴脾经、足阳明胃经、背俞穴进行治疗。穴下一定要有酸胀刺激感，以产生治疗效果。同时，高脂血症患者要限制高脂肪食品，限制甜食，减轻体重，加强体力活动和体育锻炼，戒烟，少饮酒，避免过度紧张。通过上述方法仍不能控制的高脂血症患者应加用药物治疗。药物的选择请在咨询专业医生之后，由医生根据具体病因、病情做出选择。

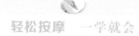
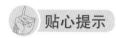 贴心提示

　　1. 选择合适的运动项目：根据自身情况，选择长距离步行或远足、慢跑、骑自行车、体操、太极拳、气功、游泳、爬山、乒乓球、羽毛球、网球、迪斯科健身操及健身器等。

　　2. 高脂血症患者的饮食应以素为主，但如果长期吃素，反而会引起内生性胆固醇增高。主食以谷类和杂粮为主，蛋白质的来源以鱼类、大豆及豆制品为主；宜低盐饮食；食油应以豆油、花生油、菜油、麻油等植物油为主，且应限量食用；多选择具有降脂功效的各种新鲜果蔬，适当增加膳食纤维的摄入；饮水以绿茶为主，少喝或不喝加糖的饮料；限制高脂肪、高胆固醇类饮食，如动物脑髓、蛋黄、鸡肝、黄油等；脂肪摄入量每天应限制在 30 ~ 50 克；饥饱适度，不宜采用饥饿疗法，过度的饥饿反而会使体内脂肪加速分解，使血中脂肪酸增加。

　　3. 鲜蘑菇 250 克，配青菜心 500 克；冬笋 300 克，配荠菜 150 克；芹菜 250 克，配香菇 50 克。以上三种搭配均可加调料适量，翻炒至熟食用，血脂高者可经常选用。

感 冒

感冒是以怕冷、发热、鼻塞、流涕、咳嗽、头痛，或兼有肢体酸痛等为主要症状的常见病和多发病。西医认为感冒是由病毒或细菌引起的上呼吸道感染。中医认为感冒是腠理不固，外邪趁虚而入，伤及肺络所致。

 选用穴位

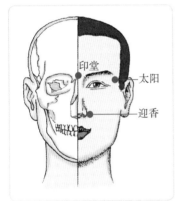

印堂
太阳
迎香

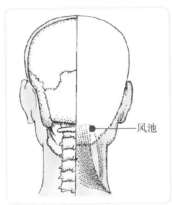

肩井

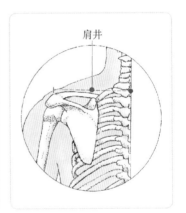

风池

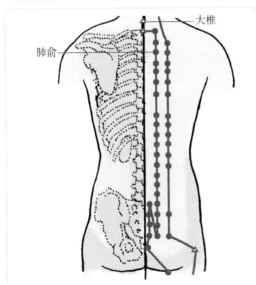

大椎
肺俞

膀胱经背部循行

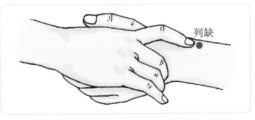

列缺

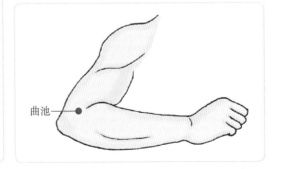

曲池

按摩手法

Step 1 开天门

正坐，按摩者用两手扶头部两侧，两拇指指腹从印堂穴交替向上推入发际，力量稍重但不影响推动，时间 1 分钟。

Step 2 按揉太阳穴

正坐，按摩者先用两拇指指腹交错在前额横向做往返推抹，力量同上，时间 1 分钟；再用两拇指指腹点揉两侧太阳穴，然后点揉两侧迎香穴，均以有酸胀感为度，时间各 1 分钟。

Step 3 拿风池穴

正坐，按摩者用一手拇指、食指拿风池穴 1 分钟，手法要轻快、柔和、连贯，以对方略感舒适为宜。

Step 4 拿揉颈部两侧肌肉

正坐，按摩者用一手拇指和其他四指相对用力，自上而下拿揉颈部两侧肌肉，反复施术 3～5 遍，手法要柔和、连贯，以对方略感舒适为宜。

Step 5 拿揉双侧斜方肌

正坐，按摩者先用两手拿揉双侧斜方肌 3～5 遍，然后用力提拿肩井穴，以有酸胀感为宜。

Step 6 疏通足太阳膀胱经

正坐，按摩者用手掌轻推背部膀胱经（竖脊肌所在位置），从大椎穴水平位置到臀部之上，反复操作，以有温热感为宜。

Step 7 提拿竖脊肌

正坐，按摩者用双手拇指和其他四指相对用力，沿膀胱经自上而下提拿竖脊肌，反复施术 3～5 遍，以背部发热为宜。

8 击颈肩

正坐，按摩者用两手小鱼际交替击打两侧颈肩部，动作轻快，力量适度，以感到舒适为宜，时间 20 秒。

9 点揉背部穴位

正坐，按摩者用拇指点揉背部肺俞穴、大椎穴，每穴各 1 分钟，以局部有酸胀感为度。

10 点揉上肢穴位

正坐，按摩者用拇指点揉上肢曲池穴、列缺穴各 1 分钟，以有酸胀感为宜。

专家点评

足太阳膀胱经为表邪首要侵袭经脉，常伴有头痛及背部的酸痛，故在手法治疗方面，主要以太阳经按摩治疗为主，加以肺经腧穴，能够起到改善症状的目的。

❶ 鼻塞流涕者，在以上按摩手法的基础上，点揉双侧迎香、鼻通穴，至鼻塞症状缓解。

❷ 咽喉肿痛者，在以上按摩手法的基础上，掐少商穴，点按天突，掐鱼际穴。

❸ 咳嗽痰多者，在以上按摩手法的基础上，点按肺俞、膻中、太渊、丰隆穴各 1 分钟。

贴心提示

1. 多喝水，每日摄入液体 2500～3000 毫升。
2. 用 45℃的热水烫脚可减缓症状。
3. 不要用力擤鼻涕，以防继发中耳炎或鼻窦炎。
4. 保持口腔清洁，早、晚刷牙，白天用盐水漱口数次。
5. 可服用白菜萝卜汤：白菜心 500 克，切成碎末，白萝卜 120 克，切成薄片，加水 800 毫升，煮至 400 毫升后，加红糖适量。每次 200 毫升，1 天 2 次，连服三四天即可治愈。

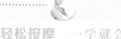
呃 逆

呃逆，即人们常说的"打嗝"，是一种常见的生理现象，是由于横膈膜痉挛收缩而引起的，伴有声门突然关闭，而发出一种短促的特别的声音。轻者可通过屏气、喝水等方法制止，重者则持续不断。中医认为呃逆是由气机紊乱、胃失和降、胃气上逆动膈所致。

 选用穴位

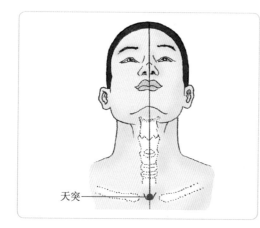

天突

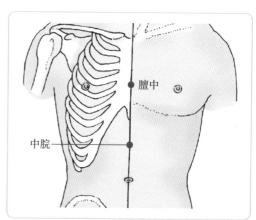

膻中

中脘

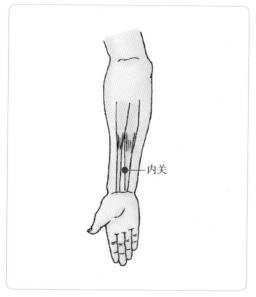

内关

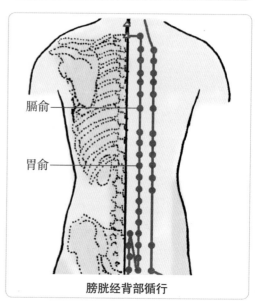

膈俞

胃俞

膀胱经背部循行

按摩手法

① 点揉天突穴

正坐，按摩者拇指放置于天突穴处，然后由轻渐重、由重到轻地点揉该穴1分钟，以有酸胀感为度。

② 摩腹

仰卧，按摩者用拇指点揉膻中穴1分钟；然后用手掌，顺时针方向摩腹部，以中脘穴为中心，时间为5～10分钟。

③ 点按内关穴

仰卧，按摩者用拇指指腹重力点按内关穴2分钟，以有酸胀感为度。此手法要求力量偏大，但也要在患者能够承受的范围内。

④ 推背部膀胱经

俯卧，按摩者用手掌自上而下推背部的膀胱经，反复操作3～5遍；然后点揉背部双侧膈俞、胃俞穴，均以有酸胀感为度，每穴各1分钟。

专家点评

呃逆的手法操作以胸膈及背部为重点，点穴时力量应稍大，使患者局部有酸胀感，并根据中医辨证分型加用其他手法。若通过手法治疗后呃逆症状一直没有缓解，则必须及时到医院进行检查，排除其他病变。通常说来，一时性呃逆，症状轻微，可以不治自愈；但在一些急、慢性疾病中或大病后期突然出现呃逆，多为病趋危重的预兆。

❶ 胃中寒滞型

表现：呃声沉缓，连续不已，胃脘不舒，得热则减。

手法：在以上按摩手法的基础上，点揉关元穴1分钟，然后掌擦背部，以透热为度。

② 胃火上逆型

表现：呃声洪亮，烦渴便难，口臭喜冷饮。

手法：在以上按摩手法的基础上，点揉足三里、内庭穴各1分钟，以有酸胀感为度。

③ 气逆痰阻型

表现：痰涎壅盛，呃有痰声，胸胁胀闷，或恶心纳呆。

手法：在以上按摩手法的基础上，点揉腹部章门、期门穴，背部肝俞穴，下肢的足三里、丰隆、太冲穴各1分钟，以有酸胀感为度。

④ 脾胃阳虚型

表现：呃声低沉，气不接续，面白肢冷。

手法：在以上按摩手法的基础上，点揉腹部气海穴，背部脾俞穴，下肢足三里穴各1分钟，以有酸胀感为度。

⑤ 胃阴不足型

表现：呃声短促而不连续，舌干烦渴，纳少便干。

手法：在以上按摩手法的基础上，点揉足三里、太溪穴各1分钟，以有酸胀感为度。

贴心提示

1. 在进食时发生呃逆可以暂停进食，作几次深呼吸，往往在短时内能止住。

2. 症状轻者，可通过饮温水法、按压攒竹穴或翳风穴以缓解；也可仰面躺下，伸直双腿，然后将腿往上抬起与地面呈45°角，保持4秒钟后缓慢地将腿放下，如此反复做10次，便会达到止呃的目的。

3. 新生儿若无其他疾病而突然呃逆，并且呃声高亢有力而连续，一般是受寒凉所致。可以给宝宝喝点热水，用被子或者衣服盖上宝宝的胸腹部，冬季还可在衣被外置一热水袋保温，正常情况下，宝宝一会就可以停止呃逆。但若宝宝长时间频繁呃逆，也可以在开水中泡少量橘皮，待水温适宜时饮用，寒凉适宜则呃逆自止。

4. 应注意保持心情舒畅，避免忧思恼怒，不要过多地食用生冷、寒凉食物；若呃逆频繁，忌食不易消化、厚腻之品。

鼻 炎

鼻炎是临床上常见、多发而比较难治的疾病，是鼻腔黏膜和黏膜下组织的炎症，表现为鼻黏膜充血或者水肿，发作时常有鼻塞、流涕、目痒流泪、喷嚏或头胀、头晕、乏力、食欲不振，甚至嗅觉功能减退或丧失等症状。慢性鼻炎属中医"鼻渊"范畴，主要是因邪犯鼻窦，窦内湿热蕴积，酿成痰浊所致。

 选用穴位

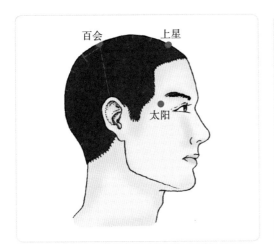

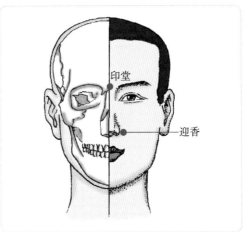

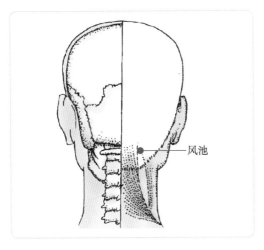

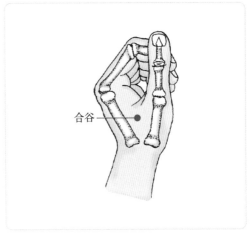

按摩手法

Step 1　开天门

仰卧，按摩者用两手扶头部两侧，两拇指指腹从印堂穴交替向上推入发际，力量稍重，时间 1 分钟；然后点揉印堂穴半分钟，以有酸胀感为度。

Step 2　分推前额

仰卧，按摩者先用两拇指指腹交错在前额横向做往返推抹，力量同上，时间 1 分钟；再用两拇指指腹点揉两侧太阳穴 1 分钟，以有酸胀感为度。

Step 3　点揉迎香穴

仰卧，按摩者用双手拇指分别同时点揉双侧迎香穴 1 分钟，以有酸胀感为度。

Step 4　搓揉鼻翼

仰卧，按摩者用双手食指、中指同时搓揉两侧鼻翼部 2 分钟，以有温热感为宜。

Step 5　点按头顶

仰卧，按摩者双手拇指自前发际向后，交替按压头部正中线至百会穴 3 ~ 5 遍，点揉上星、百会穴各 1 分钟，以有酸胀感为度。

Step 6　点揉风池穴

正坐，按摩者用一手拇指和食指同时点揉双侧风池穴 1 分钟，以有酸胀感为度。

Step 7　点揉合谷穴

正坐，按摩者用拇指分别点揉双侧合谷穴各 1 分钟，以有酸胀感为度。

专家点评

此病治疗手法以头面部及鼻周手法为重点，力量适中，长期坚持治疗可有较好疗效。得了鼻炎如果不及时治疗，鼻炎的危害会更加严重：如鼻塞不通气，呼吸困难，可引发睡眠呼吸暂停综合征；患者下鼻甲肥大，睡眠时氧气不足，严重者可引起脑梗死、突发心脏病等，个别患者甚至发生猝死；约九成的鼻咽癌是因鼻炎久治不愈恶化所致。所以鼻炎患者要在症状比较轻的时候采取治疗措施，以免耽误最佳的治疗时机。

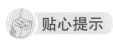 **贴心提示**

1. 注意工作、生活环境的空气清净，避免接触灰尘及化学气体特别是有害气体。

2. 加强锻炼，提高身体素质。

3. 注意保暖，预防上呼吸道感染。

4. 盐水洗鼻，可以有效预防鼻炎。

5. 对于过敏性鼻炎，应尽量避免接触过敏源。

牙　痛

牙痛是指因各种原因引起的牙齿疼痛，为口腔疾患中常见的症状之一。牙体和牙周的病变都可以引起牙痛。临床表现为牙齿疼痛，可向周围放射，影响张口及咀嚼。

 选用穴位

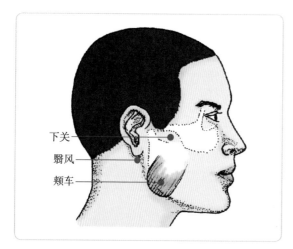

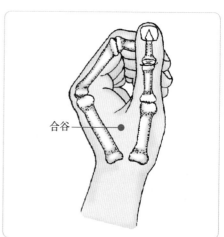

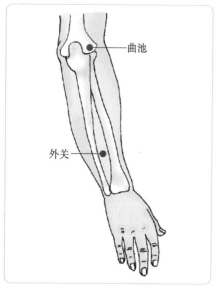

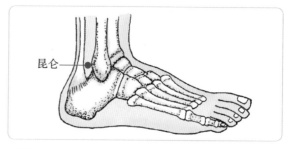

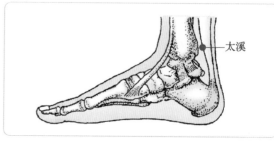

按摩手法

 专家点评

STEP 1 点揉头部穴位

正坐，按摩者用拇指点揉患侧下关、颊车、翳风穴，每穴各1分钟，以有酸胀感为度。

STEP 2 揉面颊

正坐，按摩者用手掌大鱼际轻揉患侧面颊，重点在下关及颊车周围，手法操作2分钟。

STEP 3 点揉上肢穴位

正坐，按摩者用拇指点揉上肢曲池、外关、合谷穴，每穴各1分钟，以有酸胀感为度。

STEP 4 点揉下肢穴位

正坐，按摩者用拇指、食指相对用力点揉昆仑、太溪穴，每穴各1分钟，以有酸胀感为度。

此病的按摩主要以头面部的穴位为主，配合上、下肢的穴位，以达到止痛的目的。牙痛原因很多，对于龋齿感染、坏死性牙髓炎、智齿难生等，应同时针对病因治疗。若牙痛迁延难愈，或者逐渐加重，应该明确诊断，排除口腔肿瘤疾病。

贴心提示

1. 大多数牙痛是因为不注重口腔卫生造成的，预防牙痛的第一步就是注重口腔卫生，保持口腔清洁，养成早晚刷牙、饭后漱口的良好习惯。

2. 忌食刺激性、过硬、难咀嚼的食物，少吃过酸、过冷、过热食物，以免使牙齿受到刺激而加重疼痛。

3. 睡前不宜吃糖、饼干等淀粉类的食物。

4. 发现蛀牙要及时治疗。

5. 民间止痛方法——花椒10粒，白酒1两，将花椒浸在酒内，10分钟后用酒口含，1日2次，每次10分钟。

6. 切一片生姜咬在痛处，必要时重复使用。

消化不良

消化不良是一种临床症候群，由胃动力障碍引起。消化不良主要分为功能性消化不良和器质性消化不良，手法治疗主要以功能性消化不良为主。消化不良临床表现为断续出现上腹部不适或疼痛、饱胀、"烧心"（胃灼热）、嗳气等，常因胸闷、早饱感、腹胀等不适而不愿进食或尽量少进食。消化不良属中医的"脘痞""胃痛""嘈杂"等范畴。其病在胃，涉及肝、脾，病机主要为脾胃虚弱、气机不利、胃失和降。

 选用穴位

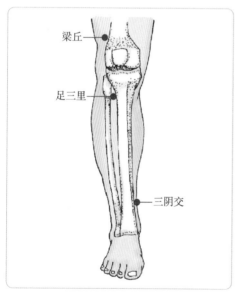

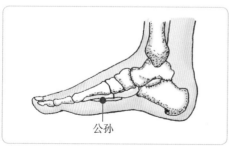

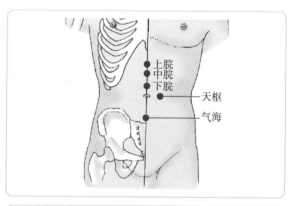

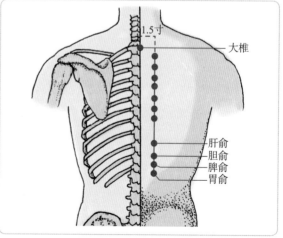

按摩手法

 揉腹部

仰卧，按摩者用双手掌同时分推两侧肋弓下缘（从中央向两侧），反复操作 5 ~ 10 遍；然后用手掌摩揉小腹部 2 ~ 3 分钟，频率缓慢，动作沉稳，力度适中。

 推三脘

仰卧，按摩者用掌根自上而下轻推上脘、中脘、下脘穴一线 5 ~ 10 遍，然后用拇指点按中脘、天枢、气海穴各 1 分钟，手法要轻柔，力量不宜过大，点穴时下压过程中要随着被按摩者的呼吸频率施术。

 点揉下肢穴位

仰卧，按摩者掌揉下肢脾经、胃经，反复施术 3 ~ 5 遍；点揉梁丘、足三里、三阴交、公孙穴。

 点揉背俞穴

俯卧，按摩者双手拇指点揉背部肝俞、胆俞、脾俞、胃俞穴，均以有酸胀感为度，每穴各 1 分钟。

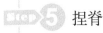 **捏脊**

俯卧，按摩者双手拇指置于食指前方的皮肤处，以拇指、食指捏拿皮肤，边捏边交替前进，自下而上，从臀裂至颈部大椎穴，一般捏 3 ~ 5 遍，以皮肤微微发红为度；在捏最后一遍时，常常捏 3 下，向上提 1 次，称为"捏三提一"。

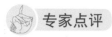 专家点评

消化不良的按摩主要以腹部及背部手法为主，腹部手法应力量轻柔，点穴时下压过程中要随着被按摩者的呼吸频率施术，这样使患者感觉舒适，不至于产生强烈压迫感而形成抵抗。背部捏脊手法也是关键之处，此手法对于消化不良者效果颇佳。同时，患者应少吃油炸、腌制、生冷、刺激性食物，且要做到规律饮食、定时定量、细嚼慢咽，这样配合手法治疗，才能取得良好的疗效。

 贴心提示

1.养成良好的生活习惯，不暴饮暴食，避免吃不易消化的食物及饮用各种易产气的饮料。

2.戒烟酒，避免食用有刺激性的辛辣食物及生冷食物。

3.保持饮食均衡，多摄入富含纤维素食物，例如新鲜水果蔬菜及全麦等谷类。进食需细嚼慢咽，勿狼吞虎咽。蛋白质与淀粉、蔬菜与水果不是有益的搭配，牛奶最好不要与三餐同用，糖与蛋白质或淀粉合用也不利于消化。

4.多运动，快速行走及体操均有益于消化。

5.米汤及大麦清粥对胀气、排气及胃灼热等毛病有效，使用5份的水加1份的谷物（米或大麦），煮沸10分钟，盖上锅盖再慢炖50分钟，过滤，冷却后，一天喝数次。

胃脘痛

胃脘痛是一种以上腹部经常发生疼痛为主症的消化道病症，常因饮食不节或精神刺激而发病。现代医学中的急性胃炎、慢性胃炎、胃溃疡、十二指肠溃疡、功能性消化不良、胃黏膜脱垂等病以上腹部疼痛为主要症状者，均属此范畴。中医学认为，胃脘痛是由外感邪气、内伤饮食情志、内脏功能失调等导致气机郁滞，胃失所养，以上腹胃脘部疼痛为主症的病症。

选用穴位

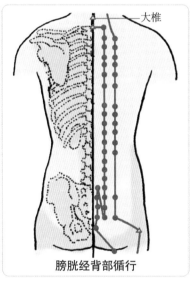

膀胱经背部循行

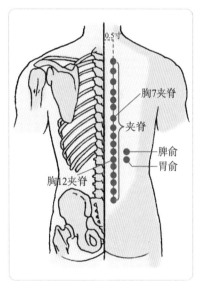

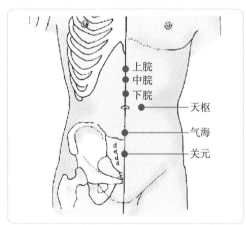

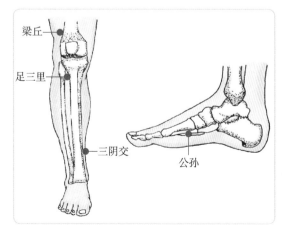

按摩手法

Step 1　推背部膀胱经

俯卧，按摩者用手掌轻推背部膀胱经（竖脊肌所在位置），从大椎穴水平位置到臀部之上，反复操作，以有温热感为宜。

Step 2　点揉背俞穴

俯卧，双手拇指沿背部两侧华佗夹脊穴胸 7 至胸 12 段做连续按压法，反复施术 3～5 遍；然后双手拇指点揉背部脾俞、胃俞穴，均以有酸胀感为度，每穴各 1 分钟。

Step 3　捏脊

俯卧，按摩者两手腕关节略背伸，拇指横抵于皮肤，食中两指置于拇指前方的皮肤处，以三指捏拿肌肤，两手边捏边交替前进，自下而上，从臀裂至颈部大椎穴。一般捏 3～5 遍，以皮肤微微发红为度。在捏最后一遍时，常常捏 3 下，向上提 1 次，称为"捏三提一"。

Step 4　点按腹部穴位

仰卧，按摩者用掌根自上而下轻推上脘、中脘、下脘穴一线 5～10 遍，然后用拇指点按中脘、天枢、气海、关元穴各 1 分钟，手法要轻柔，力量不宜过大，点穴时下压过程中要随着被按摩者的呼吸频率施术。

Step 5　振颤腹部

仰卧，按摩者用手掌振颤腹部（以中脘为中心），要求肩臂放松，力量适中，持续 5～10 分钟。

Step 6　点揉下肢穴位

仰卧，按摩者掌揉下肢脾经、胃经，反复施术 3～5 遍；点揉梁丘、足三里、三阴交、公孙穴。

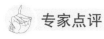 专家点评

　　胃脘痛的治疗以腹部、背部的操作为主，配合点穴止痛，调理气机，以达到镇痛的效果。但注意胃肠溃疡出血期的病人一般不宜手法治疗。有严重器质性病变或疗效不佳的，可配合其他疗法，以提高疗效。

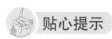 贴心提示

　　1. 胃痛的主要病因是饮食习惯不良（如饮食不节制、经常吃冷饮或冰凉的食物），再加上生活节奏快、精神压力大，更易导致胃病。所以，需养成良好的饮食习惯，胃寒病人可多吃胡椒猪肚汤、生姜水。胡椒和生姜是健胃、暖胃的调味品，可以调理胃寒的病症，恢复健康脾胃。当然，出现胃痛需警惕胃的器质性病变，最好去医院做胃镜检查。

　　2. 饮食宜清淡，少食肥甘及各种刺激性食物，如含酒精及香料的食物。谨防食物过酸、过甜、过咸、过苦、过辛，不可使五味有所偏嗜。有吸烟嗜好的病人，应戒烟。

　　3. 烹调宜用蒸、煮、熬、烩，少吃坚硬、粗糙的食物。进食时不急不躁，使食物在口腔中充分咀嚼，与唾液充分混合后慢慢咽下，这样有利于消化和病后的修复。要注意四季饮食温度的调节，脾胃虚寒者尤应禁食生冷食物。肝郁气滞者忌在生气后立即进食。

　　4. 食疗方法——取白面 0.5 千克，红糖 100 克。白面上笼蒸 20 分钟，取出晾晒干，再将蒸面下锅翻炒 10 多分钟（文火），放入红糖，继续翻炒，待红糖与炒面融合后，出锅，即可食用。每天 3 ~ 4 次，每次 3 小勺，干食最好。干食不适者，也可倒一点儿温开水，搅成糊状，食用。坚持服用 1 个月。

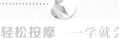

便 秘

便秘是指大便秘结不通，排便时间延长，或虽有便意，而排便困难，临床可见于多种病证。便秘主要由于大肠传导功能失常，粪便在肠内停留时间过久，水分过量吸收，而使粪质干燥、坚硬所致。中医认为，便秘多因气阴不足，或燥热内结，腑气不畅所致。

 选用穴位

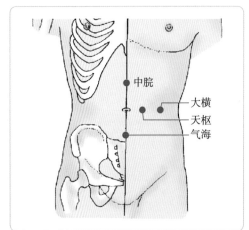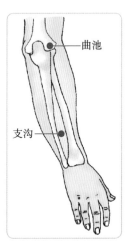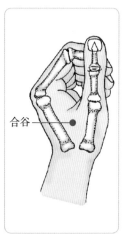

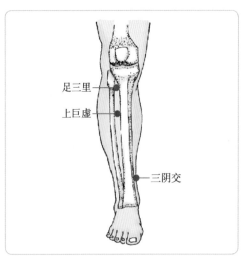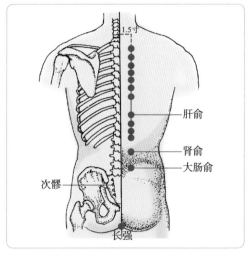

按摩手法

1 摩腹

仰卧,按摩者用手掌在腹部以肚脐为中心顺时针做摩法20～30遍,然后点揉中脘、天枢、大横、气海穴,每穴各1分钟。

2 点揉上肢穴位

仰卧,按摩者用拇指点揉前臂的曲池、支沟、合谷穴,每穴各1分钟,以有酸胀感为宜。

3 点揉下肢穴位

仰卧,按摩者用手掌拿揉双下肢脾经、胃经3～5遍,然后用拇指点揉下肢的足三里、上巨虚、三阴交穴,每穴各1分钟,以有酸胀感为宜。

4 推膀胱经

俯卧,按摩者用手掌自上而下推膀胱经,重点从肝俞到大肠俞一线做推法5～10遍,然后点揉肾俞、大肠俞、次髎、长强穴,每穴各1分钟,以有酸胀感为宜。

专家点评

手法治疗单纯性功能性便秘效果比较好。手法治疗以腹部操作为主,顺时针的摩腹可以起到消积导滞、健脾和胃、调补脏腑的作用,可以加强肠胃蠕动,从而促进排便;同时配合穴位点揉可改善脏腑功能,加强疗效。手法治疗对明确诊断有严重器质性病变者疗效不佳,可配合其他疗法,以提高疗效。长期便秘,体内产生的有害物质不能及时排除,被吸收入血可引起腹胀、食欲减退、口内有异味、易怒自体中毒症状。治疗便秘不应一开始就马上服药,应该以运动和食疗为主。

贴心提示

1. 保持心情舒畅,适当运动。

2. 合理膳食,忌辛辣刺激之品,多食高纤维食物。

3. 养成定时排便习惯。

4. 老年人每天早晨空腹时最好能饮一杯温开水或蜂蜜水,以增加肠道蠕动,促进排便。平时也应多饮水,不要等到口渴时才喝水。

5. 有些偏方也可治疗便秘,如每天早晨空腹时,用温开水送服1小匙香油;取牛奶250毫升,然后调入蜂蜜60克,搅匀,再加入葱汁数滴,于每天早晨空腹时服用。

腹 泻

腹泻是一种常见症状，是指排便次数明显超过平日习惯的频率，粪质稀薄，水分增加，每日排便量超过200克，或含未消化食物或脓血、黏液。腹泻常伴有排便急迫感、肛门不适、失禁等症状。腹泻分急性和慢性两类，急性腹泻发病急剧，病程在2～3周之内；慢性腹泻指病程在两个月以上或间歇期在2～4周内的复发性腹泻。中医认为，腹泻主要由湿盛与脾胃功能失调所致，是一种常见的脾胃肠病证。腹泻一年四季均可发生，但以夏、秋两季较多见。

 选用穴位

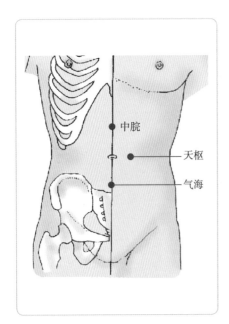

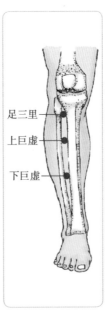

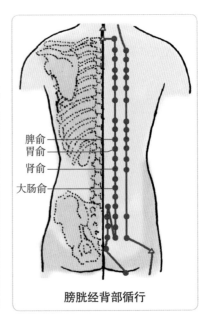

膀胱经背部循行

按摩手法

 摩腹

仰卧，按摩者用手掌以肚脐为中心逆时针方向摩腹部 5 分钟，有温热感为宜，使温热感渗透至腹部深层。

 点揉腹部穴位

仰卧，按摩者用拇指点揉中脘、天枢、气海穴各 1 分钟，手法要轻柔，力量不宜过大，点穴时下压过程中要随着被按摩者的呼吸频率施术。注意：患者吸气时腹部隆起，按摩者下压力量略减小，随腹部的隆起拇指略上提；患者呼气时腹部下降，按摩者下压力量略加大，随腹部的下降拇指逐渐下压。

 推下肢脾经、胃经

仰卧，按摩者将双掌相对，分别在双下肢脾经、胃经做推法，反复操作 10~20 遍；然后点揉足三里、上巨虚、下巨虚穴，每穴各 1 分钟，以有酸胀感为宜。

 揉腰背部膀胱经

俯卧，按摩者用手掌揉腰背部双侧膀胱经，反复操作 3 ~ 5 遍，然后用拇指点揉脾俞、胃俞、肾俞、大肠俞穴及背部敏感压痛点，每穴各 1 分钟，以有酸胀感为宜。

 专家点评

按摩治疗主要对慢性腹泻的效果好。重点施术于腹部及背部，腹部手法宜轻不宜过重，宜慢不宜过快，以达到健脾和胃、调补脏腑的功效。点揉背部穴位及敏感点时，力量可稍重，效果更明显。对于腹泻患者不提倡进行饥饿疗法，在一般情况下可继续进食，只有营养充足才有利于疾病恢复。同时要补充足够液体，包括白开水或其他饮品，以预防脱水。

1 寒湿泻

表现：大便清稀或如水样，腹痛肠鸣，恶寒食少。

手法：在以上按摩手法的基础上，点揉风池、合谷穴各1分钟，以有酸胀感为宜。

2 湿热泻

表现：腹痛即泻，泻下急迫，粪色黄褐秽臭，肛门灼热，可伴有发热。

手法：在以上按摩手法的基础上，点揉合谷、曲池、大椎、内庭穴各1分钟，以有酸胀感为宜。

3 伤食泻

表现：腹满胀痛，大便臭如败卵，泻后痛减，食少，反酸。

手法：此证腹部摩法时要以顺时针方向进行，加揉璇玑、下脘、章门穴各1分钟，以有酸胀感为宜。

4 脾胃虚弱型

表现：大便清稀，伴有不消化食物，稍进油腻则便次增多，伴有神疲乏力。

手法：在以上按摩手法的基础上，点揉水分、关元、三阴交穴各1分钟，以有酸胀感为宜。

5 肝气郁滞型

表现：腹痛，肠鸣腹泻，每因情志不畅而发。

手法：在以上按摩手法的基础上，点揉两侧章门、期门、肝俞、胆俞、太冲穴各1分钟，以有酸胀感为宜；斜擦两胁，以有温热感为度。

6 肾阳亏虚型

表现：晨起腹泻，大便夹有不消化食物，脐腹冷痛，喜暖，形寒肢冷。

手法：在以上按摩手法的基础上，点揉关元穴1分钟；直擦背部督脉，横擦腰部肾俞、命门及骶部，以温热渗透至深层为度。

贴心提示

1. 腹泻患者饮食应进少油腻、少渣、高蛋白、高热能、高维生素的半流质食物；少吃多餐，可食蒸蛋、肉泥、鱼、面条、菜泥、苹果、香蕉等食物，隔夜食物要煮沸消毒后再吃。

2. 发生腹泻后，不应马上就吃止泻药，因为过早服用止泻药会打破人体平衡，把腹泻排出的毒素都"堵"住了，不能及时排出体内的"垃圾"就会破坏胃肠道功能，不但不能治病反而耽误病情。

3. 一般腹泻症状缓解三四天后才可以完全停止吃药。

4. 腹泻期间也应坚持进食，因为及时补充营养有利于肠胃道恢复正常。同时，无须饮用过多的白开水，可在1000毫升的白开水中加入1小勺盐、4小勺糖，这样更能补充人体因腹泻流失的钾、钠等营养成分。

糖 尿 病

　　糖尿病是由遗传因素、免疫功能紊乱、微生物感染及其毒素、自由基毒素、精神因素等等各种致病因子作用于机体，导致胰岛功能减退、胰岛素抵抗等而引发的糖、蛋白质、脂肪、水和电解质等一系列代谢紊乱综合征，临床上以高血糖为主要特点，典型病例可出现多尿、多饮、多食、消瘦等表现，即"三多一少"症状。

　　中医认为，饮食不节、情志失调、劳欲过度、长期过食肥甘厚味等，伤及肺、脾、胃、肾，进而出现口渴多饮、多食善饥、尿频量多、形体消瘦、舌红、苔黄、脉细等症状。

 选用穴位

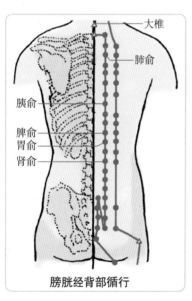

膀胱经背部循行

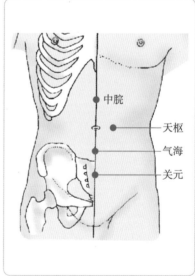

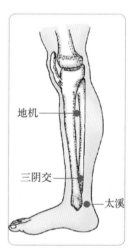

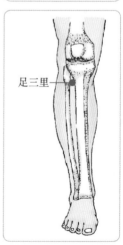

按摩手法

STEP 1　推背部膀胱经

俯卧，按摩者用手掌轻推背部膀胱经（竖脊肌所在位置），从大椎穴水平位置到臀部之上，反复操作，以有温热感为宜。

STEP 2　点揉背俞穴

俯卧，按摩者用双手拇指同时点揉背部胰俞、肺俞、脾俞、胃俞、肾俞穴，均以有酸胀感为度，每穴各 1 分钟，以促进胰脏功能。

STEP 3　掌揉腹部

仰卧，按摩者用手掌以顺时针方向揉腹部脐周 10 ～ 20 圈，然后用拇指点按中脘、天枢、气海、关元穴各 1 分钟，手法要轻柔，力量不宜过大，点穴时下压过程中要随着被按摩者的呼吸频率施术。

STEP 4　振颤腹部

仰卧，按摩者用手掌振颤腹部（以中脘为中心），此手法是治疗糖尿病比较有效的手法，要求按摩者肩臂放松，力量适中，持续 10 分钟。

STEP 5　点揉下肢穴位

仰卧，按摩者用拇指点揉下肢足三里、太溪、三阴交、地机穴，均以有酸胀感为度，每穴各 1 分钟，可增强胰脏功能。

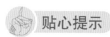 **专家点评**

　　此病首选足少阴肾经、足太阴脾经及腹部、背俞穴进行按摩治疗，以促进胰岛素的分泌，改善多饮、多食、多尿症状，使血糖稳定，但其手法不宜过重。手法治疗对于早、中期患者及轻型患者效果较好，对病程长而病重者应配合药物治疗，而且要严格控制饮食。如发现患者有恶心、呕吐、腹痛、呼吸困难、嗜睡，甚至昏迷、呼吸深大而快、呼气中有酮味（如烂苹果味），甚至出现血压下降、循环衰竭，是糖尿病引起酮症酸中毒，病情危险，应以中西医结合方法及时抢救。

贴心提示

　　1.预防糖尿病，要做到不暴饮暴食，吃饭要细嚼慢咽，多吃蔬菜，尽可能不在短时间内吃含葡萄糖、蔗糖量大的食品，这样可以避免血糖在短时间内快速上升，对保护胰腺功能有帮助，特别是有糖尿病家族史的朋友一定要记住！

　　2.性生活有规律，防止感染性疾病的发生；不要吃过量的抗生素。某些病毒感染和过量服用抗生素会诱发糖尿病。

　　3.多锻炼身体，少熬夜，生活有规律，保持精神愉快，坚持治疗。

　　4.糖尿病患者不能吃糖是指日常饮食不能直接食用蔗糖和葡萄糖，果糖是可以吃的，因为果糖的分解不需要胰岛素的参与。蜂蜜的主要成分是果糖与葡萄糖，请患者慎食蜂蜜。

　　5.糖尿病患者不适宜吃精粮、动物内脏、蟹黄、鱼卵、鸡皮、猪皮、猪肠、花生、瓜子、核桃、松子、甘蔗、水果、土豆、芋头、甘薯、藕、荸荠等；食物的烹饪方式最好是清炖、水煮、凉拌等，不可太咸，食盐摄入量在6克以下为宜；忌辛辣，戒烟限酒。

　　6.食疗方法——取猪胰1条，淡菜45～80克。先将淡菜（干品）洗净后用清水浸泡约20分钟，然后放入砂锅煲汤，待煮开10分钟后加入猪胰同煲。熟透后调味进服，亦可佐餐，本方为糖尿病病人的辅助治疗食品。

痔　疮

直肠末端黏膜下和肛管以下的静脉丛发生扩大、曲张所形成的柔软的静脉团（小突起）都称为痔。生于齿线以上者为内痔，生于齿线以下者为外痔，内外兼有者为混合痔。一般以内痔多见。因痔核常出现肿痛、瘙痒、出血等，故通称痔疮。本病多因风邪所伤，或饮食失调，嗜食辛辣肥甘，或久坐、久立，负重远行，或长期便秘，或泻痢日久，或劳倦、胎产等，导致肛肠气血不调，络脉瘀滞，蕴生湿热而成痔疮。

选用穴位

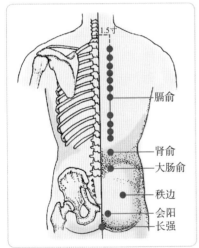

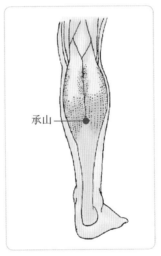

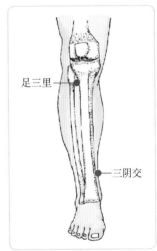

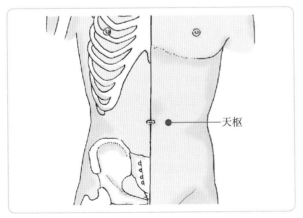

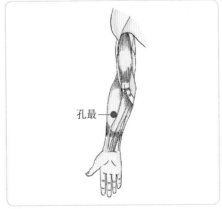

按摩手法

step 1 搓腰骶部

俯卧，按摩者用手掌在腰骶部做搓法1分钟，以局部发热为宜；随后把手掌放在腰骶部半分钟，以达到热量渗透的作用；然后点揉膈俞、肾俞、大肠俞、会阳、长强、秩边穴，每穴1分钟，以有酸胀感为宜。

step 2 点揉下肢穴位

俯卧，按摩者用手掌推下肢膀胱经3～5遍，然后用拇指点揉承山、足三里、三阴交穴，每穴1分钟，以有酸胀感为宜。

step 3 点揉天枢穴

仰卧，按摩者用拇指点揉腹部天枢穴1分钟。

step 4 点揉孔最穴

坐位，按摩者用拇指点揉上肢孔最穴1分钟，以有酸胀感为宜。

专家点评

此病按摩主要可以促进肛门周围的血液循环，调整消化机能，使排便顺畅，改善症状。操作重点在于腰骶部的按摩及周围穴位的点揉。肛门乃足太阳膀胱经循行所过，与膀胱经关联紧密，故足太阳膀胱经穴位是点揉重点。

痔疮严重时必须接受外科治疗。

① 湿热下注型

表现：肛门疼痛，大便下血，血色浑浊，排便不畅，便时有物脱出，里急后重，身重困乏，痔核鲜红。

手法：在以上按摩手法的基础上，点揉次髎、二白穴，如有肛门肿痛者加点揉飞扬穴。

②气血两虚型

表现：以痔核脱出为主，肛门坠胀，便时有物脱出，需用手还纳，少气懒言，小便色淡、量多，头晕目眩。

手法：在以上按摩手法的基础上，点揉百会、气海、关元穴，如便后下血量多加点揉血海穴。

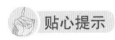　贴心提示

　　1.应多食新鲜蔬菜以保持大便通畅，禁食辛辣刺激、油腻、煎炸熏烤及热性、刺激性食物，以免诱发或加重病情。

　　2.坚持做提肛运动（全身放松，将臀部及大腿肌肉用力夹紧，配合吸气，舌舔上腭，同时肛门向上提收，像忍大便的样子，提肛后稍闭一下气，然后配合呼气，全身放松），有助于减轻症状或避免愈后复发。

　　3.不要久坐，否则会使腰、臀部的血液循环障碍，而加重痔疮的病情；不要紧束缚腰部，否则会妨碍腹腔及肛门的血液回流，影响肠的正常蠕动，给排便带来痛苦；不要憋便，否则粪便在肠道里滞留的时间长了，水分被过多吸收便会干硬，造成患者排便困难、腹压增加、痔裂出血。

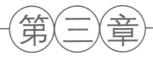

呵护两性健康

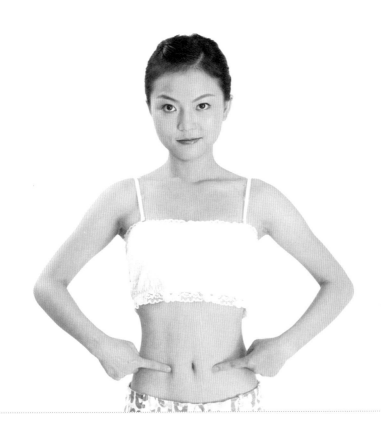

经前烦躁易怒

很多女性在月经来潮前2周左右会出现一系列的情绪异常及身体不适的症状，月经来后症状消失。主要特征是出现烦躁、忧郁、易哭等情绪异常，以及失眠、思想不集中的现象，常伴有水肿、头晕、头痛、乳房胀痛、小腹坠胀等。多由于体内水分、钠盐潴留和精神因素等所致。

 选用穴位

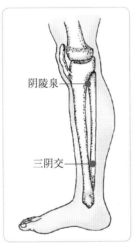

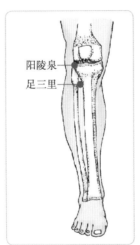

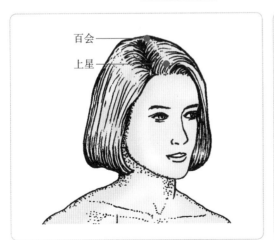

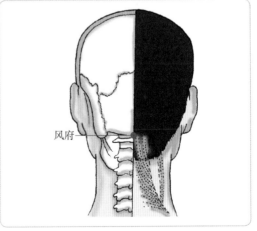

按摩手法

Step 1 揉上腹部

仰卧，按摩者用一手掌置于剑突下，然后顺时针方向做环形揉摩腹部，动作柔和缓慢，自上而下，先右后左，用力均匀协调，持续 1 ~ 2 分钟。

Step 2 按揉下肢穴位

仰卧，按摩者用拇指指腹分别按揉两侧三阴交、足三里、阴陵泉、阳陵泉穴，各 1 ~ 2 分钟，以出现酸胀感为宜。

Step 3 叩击背部

俯卧，按摩者双手握空拳，用四指背面叩击背部，双手配合叩击，从上向下，力量逐渐加重，反复操作 3 ~ 5 分钟。

Step 4 按揉头部穴位

正坐，按摩者用拇指指腹分别按揉百会、上星、风府穴，各 1 分钟。

专家点评

❶ 肝郁化火型

表现：心烦易怒，不能入睡，胸闷胁痛，头痛面红，目赤口苦等。

手法：在以上按摩手法的基础上，点揉章门、太冲、行间穴，每穴 1 分钟，以有酸胀感为宜。

❷ 痰热内扰型

表现：心烦懊恼，睡眠不安，胸闷脘痞，口苦痰多，头晕目眩等。

手法：在以上按摩手法的基础上，点揉脾俞、丰隆穴，每穴 1 分钟，以有酸胀感为宜。

❸ 阴虚火旺型

表现：心烦易怒，或时寐时醒，手足心热，头晕耳鸣，颧红潮热，口干少津等。

手法：在以上按摩手法的基础上，点揉肾俞、太溪穴，每穴 1 分钟，以有酸胀感为宜。

贴心提示

1. 消除紧张心理，保持心情舒畅。
2. 合理安排作息时间。
3. 多吃清淡且富有维生素、矿物质、蛋白质的食物。
4. 少吃盐，禁烟酒。

月经不调

月经不调，临床以月经先期或月经后期或月经先后不定期，常伴有经量、经质、经色的异常为特征，为妇科常见病症之一。月经不调病因复杂，诊断时应做妇科检查，以明确是功能性病变还是生殖系统器质性病变所致。现代医学认为，月经是子宫内膜的周期性出血，和卵巢激素有关。全身疾病、营养失调、精神过度紧张、寒凉都可以导致卵巢激素的分泌异常，从而出现月经不调。

 选用穴位

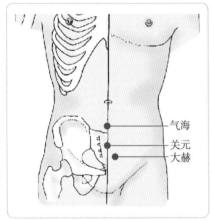

气海
关元
大赫

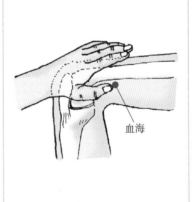

血海

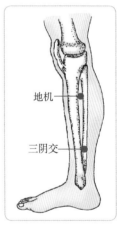

地机
三阴交

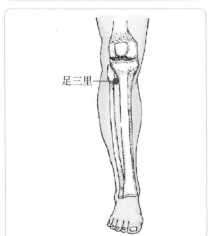

足三里

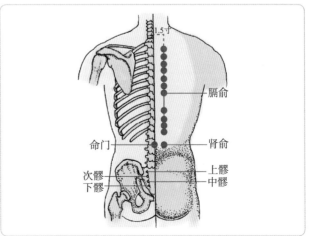

1.5寸
膈俞
命门　　肾俞
次髎　　上髎
下髎　　中髎

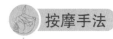 **按摩手法**

step 1 揉小腹部

仰卧，按摩者用手掌顺时针方向揉小腹部3～5分钟。手法要求频率慢，力度适中。

step 2 点揉腹部穴位

仰卧，按摩者用拇指点揉气海、关元、大赫穴，每穴1分钟。

step 3 点揉下肢穴位

仰卧，按摩者用拇指点揉血海、足三里、地机、三阴交穴，每穴1分钟，以有酸胀感为宜。

step 4 点揉腰骶部穴位

俯卧，按摩者用拇指点揉膈俞、肾俞、命门穴，每穴1分钟，以有酸胀感为宜；然后用手掌横擦腰骶部，以肾俞、八髎穴（上髎、次髎、中髎、下髎）为主，以透热为度。

专家点评

此病手法以腰腹部按摩为主，配合远端穴位的点揉，以达到较好疗效。按摩治疗应于经净后1周进行，一般连续治疗至少3个月经周期。如有器质性病变要结合其他治疗方法。但一些其他因素如情绪异常、寒冷刺激、节食、嗜烟酒、电磁波等也可引起月经的紊乱，所以个人的生活习惯及周围环境也是需要注意的。

❶ 气血亏虚型

表现：经量少，质稀色淡，头晕心慌，神疲乏力，心悸少寐。

手法：在以上按摩手法的基础上，点揉中脘、心俞、脾俞、肝俞穴，每穴1分钟，以有酸胀感为宜。

❷ 血寒凝滞型

表现：经量少，色暗有血块，小腹冷痛，得热痛减，畏寒肢冷。

手法：在以上按摩手法的基础上，摩小腹 3 ~ 5 分钟，以有温热感为宜；然后点揉天枢、大横穴，每穴 1 分钟。

❸ 血热妄行型

表现：经量多，色红质黏，烦热口干，面颊红赤。

手法：在以上按摩手法的基础上，点揉心俞、肝俞、胆俞、大椎、曲池、太溪、行间穴，每穴 1 分钟，以有酸胀感为宜。

❹ 肝肾不足型

表现：经期混乱，腰膝酸软，头晕耳鸣。

手法：在以上按摩手法的基础上，点揉肝俞、太溪穴，每穴 1 分钟，以有酸胀感为宜；然后用手掌擦涌泉穴 2 分钟，以透热为度。

❺ 肝郁气滞型

表现：经期不定，经量或多或少，色紫红有块，胸胁、乳房及小腹胀痛。

手法：在以上按摩手法的基础上，点揉膻中、内关、太冲、肝俞、胆俞穴，每穴 1 分钟，以有酸胀感为宜。

贴心提示

1. 缓解精神压力，可从事一些全身运动，多食用一些有减压作用的菜肴，如香蕉、卷心菜、土豆、西红柿等。

2. 经期要防寒避湿，尤其要防止下半身受凉，注意保暖。

3. 滥用或经常大量使用抗生素，对女性而言可致月经失调，最好不要长期大量服用抗生素。

4. 烟草中的尼古丁能降低性激素的分泌量，从而干扰与月经有关的生理过程，引起月经不调，所以要果断戒烟。

5. 取大枣 20 枚，益母草 10 克，红糖 10 克，加水炖饮汤，每日早、晚各服 1 次。适宜于经期受寒所致的月经后延、月经过少等症。

6. 黑木耳红枣茶——黑木耳 30 克，红枣 20 枚，共煮汤服之。每日 1 次，连服。本品可补中益气、养血止血，主治气虚型月经出血过多。

痛 经

痛经，属妇科临床的常见病，是指妇女在经期及其前后，出现小腹或腰部疼痛，甚至痛及腰骶，严重者可伴恶心呕吐、冷汗淋漓、手足厥冷，甚至昏厥，影响日常工作及生活。临床常将其分为原发性痛经和继发性痛经两种，原发性痛经多指生殖器官无明显病变者，故又称功能性痛经，多见于青春期少女、未婚及已婚未育者，此种痛经在正常分娩后疼痛多可缓解或消失；继发性痛经则多因生殖器官有器质性病变所致。中医认为，痛经是由情志所伤、六淫为害，导致冲任受阻；或因素体不足，胞宫失于濡养所致。

选用穴位

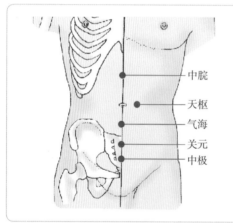

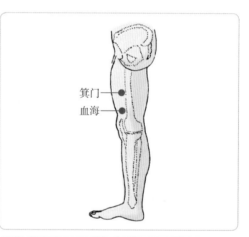

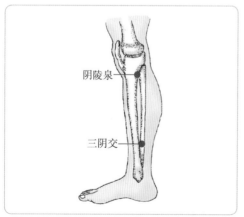

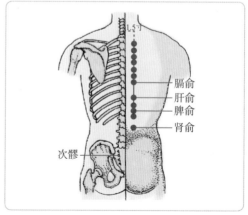

按摩手法

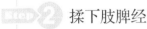 揉小腹部

仰卧，按摩者用手掌顺时针方向揉小腹部 3～5 分钟；用手掌推中脘到中极任脉一线 5～10 遍；然后用拇指点揉天枢、气海、关元、中极穴，每穴 1 分钟。

2 揉下肢脾经

仰卧，按摩者用手掌揉下肢脾经（自箕门至血海穴）5～10 遍，然后点揉血海穴 1 分钟，以有酸胀感为宜；用双手拇指连续交替按压阴陵泉至三阴交穴 5～10 遍，然后点揉三阴交穴 1 分钟，以有酸胀感为宜。

3 点揉腰背部穴位

俯卧，按摩者用手掌揉两侧腰背部膀胱经 3～5 遍；用拇指点揉膈俞、肝俞、脾俞、肾俞、次髎穴，每穴 1 分钟，以有酸胀感为宜。

4 横擦腰骶部

俯卧，按摩者用手掌横擦患者腰骶部，以透热为度。

 专家点评

此病手法以腰腹部为重点施术部位，若腹部严重拒按者可先着重以腰骶部及下肢手法为主，待疼痛缓解后再做腹部手法。一般在行经前 6～7 天即开始治疗，3 个月为一个疗程。按摩时需排除器质性病变。

　●　气血瘀滞型

表现：小腹拒按，或乳房胀痛，经行量少不畅，色紫黑有块，块下痛减。

手法：在以上按摩手法的基础上，点揉膻中、膈俞、太冲穴，每穴 1 分钟，以有酸胀感为宜。

②寒湿凝滞型

表现：小腹冷痛，得热则痛减，经量少，色紫暗有块，形寒肢冷，小便清长。

手法：在以上按摩手法的基础上，掌擦八髎穴，以透热为度；点揉涌泉穴 1 分钟，以有酸胀感为宜。

③肝郁湿热型

表现：小腹疼痛，甚则痛及腰骶，或感腹内灼热，经行量多质稠，色鲜或紫，小便短赤，带下黄稠。

手法：在以上按摩手法的基础上，点揉肝俞、曲泉、丰隆、太冲穴，每穴 1 分钟，以有酸胀感为宜。

④气血亏虚型

表现：小腹隐痛喜按，经行量少质稀，神疲肢倦，头晕眼花，心悸气短。

手法：在以上按摩手法的基础上，点揉脾俞、足三里、太溪穴，每穴 1 分钟，以有酸胀感为宜。

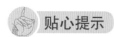 贴心提示

1.痛经者无论在经前或经后，都应保持大便通畅。尽可能多吃些蜂蜜、香蕉、芹菜、白薯等，因便秘可诱发痛经和增加疼痛感。

2.痛经患者平时饮食应多样化，不可偏食，应经常食用一些具有理气活血作用的蔬菜水果，如荠菜、香菜、胡萝卜、橘子等。

3.咖啡、茶、可乐、巧克力中所含的咖啡因，使人神经紧张，可能促发月经期间的不适，因此，应避免摄入咖啡因。

4.保持身体暖和将加速血液循环，并松弛你的肌肉，可在腹部放置热敷垫或热水瓶，一次数分钟。

5.取鸡蛋 2 个，益母草 30 克，延胡索 15 克，放入砂锅中加入适量清水同煮，鸡蛋熟后去壳再煮片刻，去药渣，吃蛋喝汤。经前 1 ~ 2 天开始服，每日 1 剂，连服 5 ~ 7 天。

产后缺乳

产后缺乳，指产后乳汁甚少或全无，有的一开始有一定量的乳汁，继则减少至完全没有，常伴有乏力神疲、进食少、乳房胀痛、胸胁胀闷等。

引起缺乳的原因一般是平素体弱，或产后失血过多，或产后情志抑郁、气滞不通等。

 选用穴位

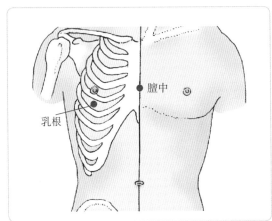

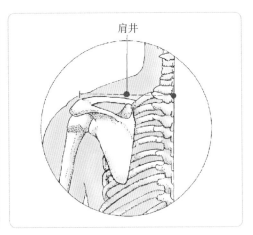

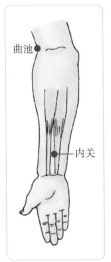

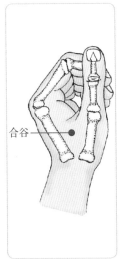

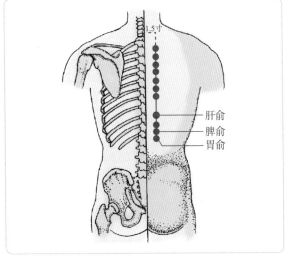

按摩手法

Step 1 按揉膻中穴

正坐，按摩者先用一手拇指指腹按揉膻中穴 2 分钟，以有酸胀感为度；然后用两手拇指由膻中穴向两侧分推，反复做 100 次；再用一手大鱼际由膻中穴向下推抹 50 次。

Step 2 按揉乳根穴

正坐，按摩者用两手拇指指腹点按两侧乳根穴，有酸胀感后，长时间揉压 5 分钟。

Step 3 拿肩井穴

正坐，按摩者将两手置于两肩，拿肩井穴 3 分钟。

Step 4 按揉前臂

正坐，按摩者用一手拇指指腹分别按揉曲池、内关穴各 2 分钟；然后一手拿住手掌，并用拇指按住合谷穴，另一手拿住小指，一边按揉合谷穴，一边反复搓捻小指，重点是小指末节，时间 5 分钟。

Step 5 按揉背俞穴

俯卧，按摩者用两手拇指指腹分别按揉脊柱两侧的脾俞、胃俞、肝俞穴各 1 分钟，力量稍重；然后在脾俞穴处用一手小鱼际横擦，以透热为度。

专家点评

平时不宜食用麦芽制品；乳房需要多吸吮，这是一种良好的刺激，可引起反射性的乳汁分泌，所以可用吸奶器或由丈夫帮助吸奶；注意哺乳的方法要正确。

贴心提示

1. 保持心情舒畅，精神愉快。
2. 加强营养，不可偏食、择食。
3. 多进米粥、红糖水，猪蹄与黄芪、当归炖汤，鲫鱼与黄豆芽煮汤等。
4. 保证充足的睡眠，防止过劳。

更年期综合征

更年期综合征是指妇女绝经前后，由于卵巢功能减退，垂体功能亢进，分泌过多的促性腺激素，引起植物神经功能紊乱，从而出现一系列程度不同的症状，如月经变化、面色潮红、潮热汗出、头痛、心悸、失眠、乏力、抑郁、多虑、情绪不稳定、易激动、注意力难于集中等症状，称为更年期综合征。中医认为，妇女绝经前后，肾气渐衰，任脉虚，冲脉衰少，天癸将竭，是妇女自然衰老的生理现象，称为"绝经前后诸症"。

 选用穴位

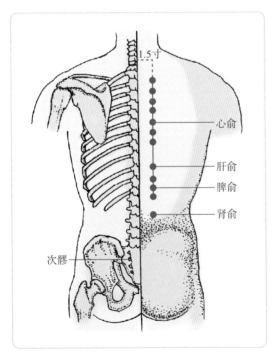

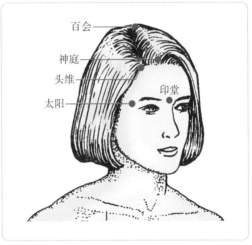

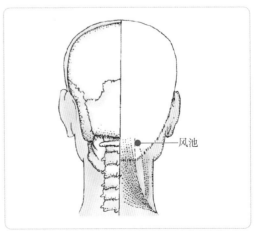

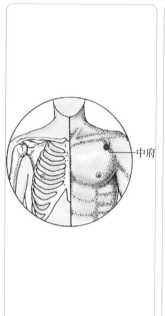

中府

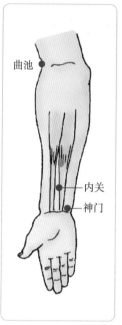

曲池
内关
神门

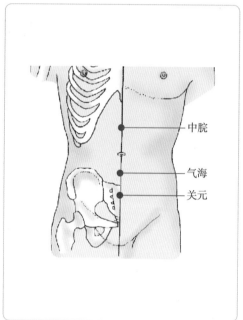

中脘
气海
关元

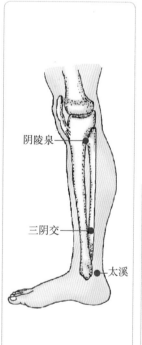

阴陵泉
三阴交
太溪

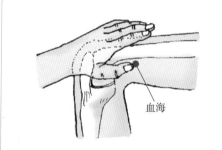

血海

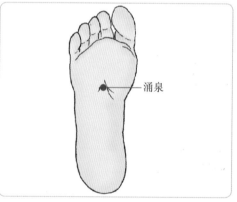

涌泉

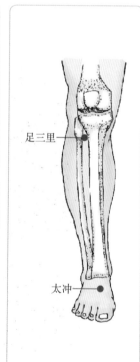

足三里
太冲

按摩手法

step 1　揉背部膀胱经

俯卧，按摩者用手掌在背部膀胱经做揉法 3 ~ 5 遍；然后用拇指点揉心俞、肝俞、脾俞、肾俞、次髎穴，每穴 1 分钟，以有酸胀感为宜。

step 2　开天门

仰卧，按摩者用两手扶头部两侧，两拇指指腹从印堂穴交替向上推入发际，时间 1 分钟。

step 3　分推前额

仰卧，按摩者用两拇指指腹交错在前额横向做往返推抹，时间 1 分钟。

step 4　点揉头部穴位

仰卧，按摩者用拇指点揉神庭、百会、头维、太阳、风池穴，每穴 1 分钟，以有酸胀感为宜。

step 5　点揉上肢穴位

仰卧，按摩者用手掌拿揉上肢 3 ~ 5 遍；然后用拇指交替按压前臂手厥阴心包经 5 ~ 10 遍；用拇指点揉中府、曲池、内关、神门穴，每穴 1 分钟，以有酸胀感为宜。

step 6　分推两胁

仰卧，按摩者用双手掌同时分推两侧肋弓下缘（从中央向两侧），反复操作 5 ~ 10 遍；然后用手掌顺时针摩揉小腹部 2 ~ 3 分钟，以局部发热为宜；随后用拇指点揉中脘、气海、关元穴，每穴 1 分钟，以有酸胀感为宜。

step 7　拿揉下肢

仰卧，按摩者用手掌拿揉下肢 3 ~ 5 遍；然后用双拇指沿阴陵泉穴至三阴交穴一线做连续按压 3 ~ 5 遍；点揉血海、足三里、太溪、太冲、涌泉穴，每穴 1 分钟，以有酸胀感为宜。

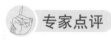 专家点评

　　此病按摩以全身调节为主，手法作用以增进脏腑机能、调节气血、补益肝肾为主要目的。诊断本病时应作有关健康检查和妇科普查，以排除器质性病变。合并有心、脑血管及肝、肾、造血系统等严重原发性疾病及精神疾患或心理障碍者，不属于手法治疗范畴。

贴心提示

　　1.生活应有规律，注意劳逸结合，保证充足的睡眠，但不宜过多卧床休息；身体尚好时应主动从事力所能及的工作和家务，或参加一些有益的文体活动和社会活动，如练气功和太极拳等，以丰富精神生活，增强身体素质。

　　2.不必过分焦虑，要解除思想负担，保持豁达、乐观的情绪，及时疏导心理障碍，以保持精神愉快，稳定情绪。

　　3.控制饮食，避免体重过度增加，但要增加含蛋白质和维生素高的饮食，少食盐和刺激性食物。

　　4.取大麦、粳米各50克，大枣10枚，甘草15克。先煎甘草，去渣，后入粳米、大麦及大枣同煮为粥。每日2次，空腹食用。本品具有益气安神、宁心美肤的功效。

　　5.红枣黑木耳汤——红枣8枚，黑木耳20克，用水和冰糖适量，置锅中蒸1小时，吃枣、木耳，喝汤。

阳　痿

阳痿是指在有性欲要求时，阴茎不能勃起或勃起不坚，或者虽然有勃起且有一定程度的硬度，但不能保持性交的足够时间，因而妨碍性交或不能完成性交。现代医学认为，阳痿有器质性和功能性之分，器质性阳痿由于阴茎本身的畸形或其他器质性病变引起；功能性阳痿也叫精神性阳痿，完全是由精神因素引起的。本病大多由大脑皮质对勃起的抑制加强和脊髓中枢功能紊乱所致。中医学认为，本病多因纵欲过度、损伤肾气、命门火衰或恐惧伤肾所致。

 选用穴位

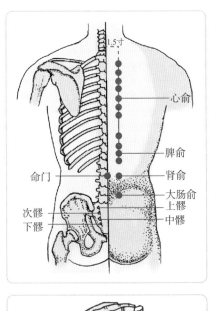

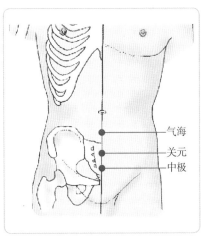

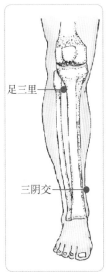

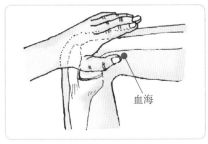

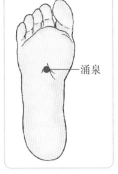

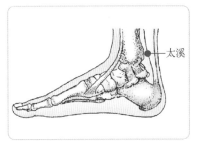

按摩手法

Step 1 揉背部膀胱经

俯卧，按摩者用手掌在背部膀胱经做揉法 3 ~ 5 遍；然后用拇指点揉心俞、脾俞、肾俞、大肠俞穴，每穴 1 分钟，以有酸胀感为宜。

Step 2 横擦腰骶部

俯卧，按摩者用手掌横擦腰骶部，重点施术于肾俞、命门及八髎穴（上髎、次髎、中髎、下髎），以透热为度。

Step 3 摩腹部

仰卧，按摩者用手掌在小腹部做摩法 3 ~ 5 分钟，以温热为度；用拇指点揉气海、关元、中极穴，每穴 1 分钟。

Step 4 点揉下肢穴位

仰卧，按摩者掌揉大腿内侧 3 ~ 5 遍；双手提拿大腿内收肌 3 ~ 5 遍；用拇指点揉血海、足三里、三阴交、太溪、涌泉穴，每穴 1 分钟，以有酸胀感为宜。

专家点评

此病手法以腰腹部为主，使受术者局部有酸胀、透热的感觉。手法主要对功能性阳痿的疗效比较好。治疗期间最好停止性生活一段时间，避免各种类型的性刺激，让中枢神经和性器官得到充分休息，也是防治阳痿的有效措施。同时，消除心理因素的影响也是必不可少的。

贴心提示

1. 身体虚弱，过度疲劳，睡眠不足，紧张持久的脑力劳动，都是发病因素，应当积极从事体育锻炼，增强体质，并且注意休息，防止过劳，调整中枢神经系统的功能失衡。

2. 可食用壮阳之品，壮阳食物主要有狗肉、羊肉、核桃、牛鞭、羊肾等；动物内脏因为含有大量的性激素和肾上腺皮质激素，能增强精子活力，提高性欲；此外，含锌食物如牡蛎、牛肉、鸡肝、蛋、花生米、猪肉、鸡肉等，含精氨酸食物如山药、银杏、鳝鱼、海参、墨鱼、章鱼等，都有助于提高性功能。

3. 性交前饮少量酒，解除心理抑制，提高大脑性中枢的兴奋，可增强阴茎勃起功能，但须注意只能饮少量白酒。

4. 服用人参、蜂王浆，因其含有蛋白质、脂肪、糖、矿物质和微量元素等40 种以上营养成分，长期服用可提高阴茎的勃起力和坚硬度。

5. 采用圆紧口型避孕套，可以压迫阴茎根部皮下组织中的静脉回流，使阴茎前端充血，龟头部的感觉会更加敏感，对大脑的兴奋的提高增强，阴茎的勃起力和坚硬度也会增大。

遗　精

遗精，指非性交或无手淫状态下发生的射精。成年男子如果每月 1～3 次遗精，次日没有不适感或仅有轻度疲劳，属于生理现象。如果遗精次数增加，每周 2 次以上，甚至一夜遗精数次，并伴有某些性功能改变及神经精神症状者，属于病理性遗精，多因神经衰弱、前列腺炎、睾丸炎、精囊炎等慢性病引起。

遗精分为梦遗和滑精，前者指梦有性的色彩，并在亢奋中射精，一般只要不太频繁，不会引起症状，属正常的生理现象；后者指无梦而遗，甚至清醒时精液自流，大部分属于病理现象。

 选用穴位

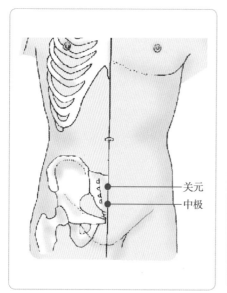

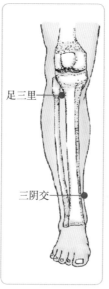

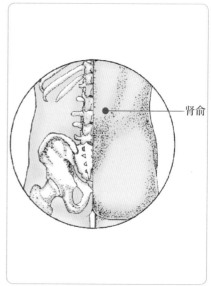

按摩手法

 专家点评

STEP 1 点按下腹及下肢穴位

仰卧，按摩者用一手拇指指腹分别点按关元、中极、三阴交、足三里穴各1分钟。

STEP 2 拿捏腹部

仰卧，按摩者用拇指和食指相对用力，自上而下，从左到右拿捏腹部，然后放松，操作2分钟。

STEP 3 揉捏足趾关节

仰卧，按摩者一手扶住足背部，另一手拇指、食指和中指合力，分别揉捏两侧足趾关节，从足大趾关节到足小趾关节，时间5分钟。

STEP 4 按揉肾俞穴

俯卧，按摩者用双手拇指指腹按揉脊柱两侧的肾俞穴1分钟。

STEP 5 擦腰骶

俯卧，按摩者用一手掌紧贴皮肤，从腰部至骶部反复重力擦摩2分钟。

介绍一种自己可以操作的调理方法——提会阴、缩肛门。

站立位，深吸气，将臀部及大腿用力夹紧，上提会阴部，同时收缩肛门，呼气时全身放松，反复操作1分钟。

 贴心提示

1. 注意精神调养，避免色情信息刺激。

2. 避免过度紧张，丰富文体生活，加强体质锻炼。

3. 节制性欲，戒除手淫。

4. 注意生活起居。晚餐不宜过饱，睡前温水洗脚，养成侧卧的习惯，被褥不宜过厚，脚部不要盖得太暖，内裤不宜过紧。

5. 少摄入辛辣刺激之品，如烟、酒、咖啡、葱、蒜、辣椒等。

早 泄

早泄是指射精发生在阴茎进入阴道之前，或进入阴道中时间较短，提早射精而出现的性交不和谐障碍。本病分为器质性和功能性两种，其中，后者比较常见。中医认为，本病多因肾气虚衰、疏泄失常、约束无力、封藏失职、固摄无权所致。

 选用穴位

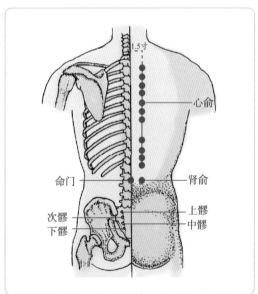

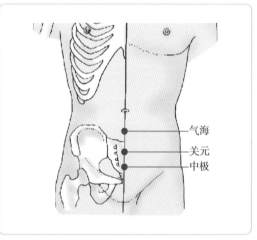

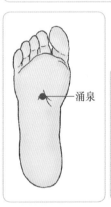

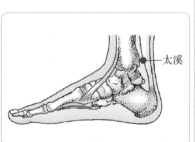

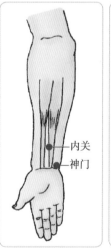

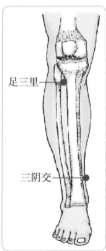

按摩手法

1 揉腰骶部

俯卧，按摩者掌揉腰骶部 5 ~ 10 遍，然后用手指点揉心俞、肾俞、命门穴，每穴 1 分钟，以有酸胀感为宜。

2 横擦八髎穴

俯卧，按摩者用手掌横擦八髎穴（上髎、次髎、中髎、下髎）1 分钟，以透热为度。

3 摩小腹

仰卧，按摩者在小腹部做摩法 3~5 分钟，以有温热感为度；用拇指点揉气海、关元、中极穴，每穴 1 分钟。

4 点揉四肢穴位

仰卧，按摩者用拇指点揉内关、神门、足三里、三阴交、太溪、涌泉穴，每穴 1 分钟，以有酸胀感为宜。

专家点评

此病治疗手法与阳痿手法类似，以腰腹部为主，使受术者局部有酸胀、透热的感觉。按摩对功能性早泄效果较好，器质性病变不属于按摩治疗范畴，应采取其他治疗手段。

贴心提示

1. 注意婚前性教育和性指导。掌握一些性解剖及性生活知识，了解和掌握正常的性交方法和性反应过程。

2. 不宜过度节制性生活，若性生活次数太少，则不利于雄激素的释放。

3. 经常穿过紧的内裤，会使阴茎感觉神经不断受到压迫刺激而长时间兴奋，很容易引起早泄，可以换成宽松的内裤，缓和内裤对阴茎的刺激。

4. 性交前的情绪对射精的快慢有很大的影响，应该避免忧虑、激动和紧张，要树立信心，配合治疗。

5. 多食一些具有补肾固精作用的食物，如枸杞茶、牡蛎、胡桃肉、芡实、栗子、甲鱼、文蛤、鸽蛋、猪腰等。

6. 戒烟酒。

慢性前列腺炎

　　慢性前列腺炎是由于感染细菌、病毒等，或虽无感染，但前列腺长期慢性充血所造成的前列腺的慢性炎症。由于腺体长期充血，腺小管阻塞和腺体功能下降等因素，可出现尿急、尿频、尿痛及各种性功能障碍。

　　发病原因有：①前列腺充血：性生活不正常（如性生活过频、性交被迫中断、过多的手淫等）、直接压迫会阴部（如骑车、骑马、长时间久坐等）、饮酒、按摩过重、感冒受凉等均可引起前列腺充血。②微生物感染：以细菌感染最常见。③自体免疫性因素。④对某种病毒的过敏反应。

 选用穴位

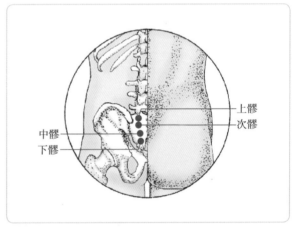

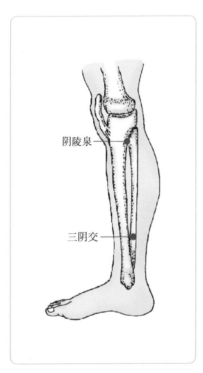

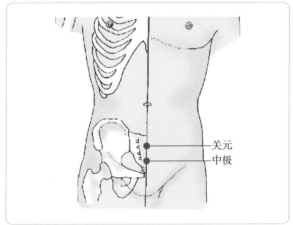

按摩手法

① **擦八髎穴**

俯卧，按摩者用一手小鱼际斜擦骶部的八髎穴（上髎、次髎、中髎、下髎），以微有热感为度。

② **摩腹**

仰卧，按摩者用一手掌顺时针按摩小腹 6 分钟；然后用拇指指腹分别点按中极、关元穴，逐渐加力，使之出现暖胀感，各 1 分钟。

③ **按揉大腿内侧**

仰卧，按摩者先用一手小鱼际擦小腹，然后下行至大腿内侧，并按揉大腿内侧，以透热为度；再用拇指指腹分别点揉阴陵泉、三阴交穴，各 1 分钟。

专家点评

应根据自己的年龄和身体情况保持适度的性生活，一般保持 10 天左右 1 次。未婚的男青年也应在 10 天左右排精 1 次，使前列腺保持正常的新陈代谢，加速炎症的消除。同时，积极治疗可能存在的潜在病灶，如泌尿系感染和牙齿疾患等。

贴心提示

1. 注意生活起居，保证充足的睡眠，忌食刺激性食物，禁烟酒。
2. 加强体育锻炼，以身体能适应为度。
3. 多饮开水或饮料，通过排尿冲洗尿道，以使细菌不致停留繁殖。
4. 保持大便通畅，多食芹菜、萝卜、蜂蜜等。

房劳过度

房劳过度是指因房事频繁、纵欲过度或频繁手淫、遗精等，导致身体极度虚弱、脏腑功能减退，或出现未老先衰的症状。主要表现为腰膝酸软、精神萎靡、头晕眼花、身倦乏力、阳痿、早泄、耳鸣、便溏、心悸等。

 选用穴位

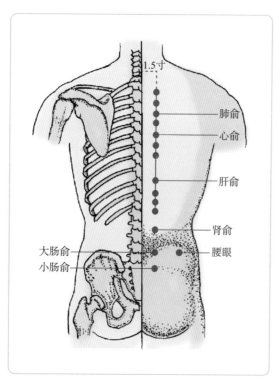

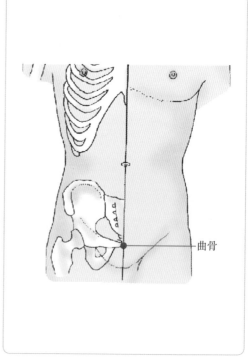

按摩手法

1 按揉背俞穴

俯卧，按摩者用两手拇指指腹分别按揉脊柱两侧的肺俞、心俞、肝俞、肾俞、大肠俞、小肠俞穴各 2 分钟。

2 叩腰眼穴

俯卧，按摩者两手握空拳，轻叩脊柱两侧的腰眼穴 30 次。

3 摩腹

仰卧，按摩者先用一手拇指指腹自颈部结喉起，沿前正中线轻轻向下按压，至剑突部则改为指揉法，揉至曲骨穴，反复做 6 ~ 9 次；最后用一手掌摩腹 5 分钟。

4 推腹

仰卧，按摩者先用两手掌自胸部沿两乳中线向下推至两少腹，反复做 20 次；再用一手掌，沿前正中线从胸部推向小腹，反复做 20 次；最后用两手从腹两侧向中间抓拿腹部 9 次。

专家点评

平时注意节制性生活次数，不可纵欲无度。劳逸结合，清心寡欲，戒除手淫等不良习惯。调畅情志，加强锻炼，增强体质。

贴心提示

1. 素体虚弱或病后，不可凭借补药勉力行房。
2. 饮食有节，起居有常。平时多食高蛋白和富含微量元素的食物。